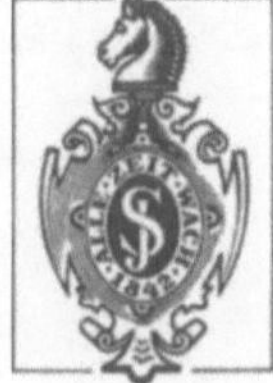

Grenzen der Dialysebehandlung

Herausgegeben von
E. Renner und E. Streicher

Mit 21 Abbildungen

Springer-Verlag
Berlin Heidelberg New York 1980

Professor Dr. Eckehard Renner, Medizinische Klinik I, Städtisches Krankenhaus Köln-Merheim, Ostmerheimer Straße 200, D-5000 Köln 91

Dr. med. Erich Streicher, Abteilung für Nieren- und Hochdruckkrankheiten, Zentrum für Innere Medizin am Katharinen Hospital, Kriegsbergstr. 60, D-7000 Stuttgart 1

ISBN-13: 978-3-540-09887-4   e-ISBN-13: 978-3-642-67571-3
DOI:10.1007/978-3-642-67571-3

CIP-Kurztitelaufnahme der Deutschen Bibliothek
Grenzen der Dialysebehandlung/hrsg. von E. Renner u. E. Streicher. —
Berlin, Heidelberg, New York: Springer, 1980.
NE: Renner, Eckehard [Hrsg.]

Satz: Schreibsatz-Service Weihrauch, Würzburg

Inhaltsverzeichnis

Mitarbeiterverzeichnis

Böckle, F., Am Kottenforst 46, 5300 Bonn-Röttgen

Bulla, M., Universitäts-Kinderklinik Köln, Joseph-Stelzmann-Str. 9, 5000 Köln 41

Clade, H., Redaktion Deutsches Ärzteblatt, Haedenkamp Str. 5,
5000 Köln 41

Deppermann, D., Medizinische Universitätsklinik, Bergheimer
Str. 58, 6900 Heidelberg

Edel, H.H., II. Medizinische Abteilung, Städtisches Krankenhaus München-Harlaching, Sanatoriumsplatz 2, 8000 München 90

Franke, B., Tivolistr. 13, 7800 Freiburg/Br.

Fuchs, C., Medizinische Universitätsklinik Göttingen, Abteilung für Nephrologie, Robert-Koch-Str. 40, 3400 Göttingen

Gurland, H.J., Klinikum Großhadern, Medizinische Klinik I,
Abteilung für Nephrologie, Marchioninistr. 15,
8000 München 70

Heinze, V., Kreiskrankenhaus Offenburg, Postfach 2440,
7600 Offenburg

Löffler, H.D., Dialyse Trainings-Zentrum, Lehenerstr. 88,
7800 Freiburg/Br.

Quellhorst, E., Nephrologisches Zentrum Niedersachsen, Am Vo-
gelsang 37, 3510 Hann. Münden

Rath, I., Universitäts-Nervenklinik, Joseph-Stelzmann-Str. 9,
5000 Köln 41

Rath, K.H., Salierring 43, 5000 Köln 1

Rath, K.U., Kuratorium für Heimdialyse e.V., Ostmerheimer Str.
200, 5000 Köln 91

Renner, E., Medizinische Klinik I, Städtisches Krankenhaus
Köln-Merheim, Ostmerheimer Str. 200, 5000 Köln 91

Schäffer, G., Dialyse Trainings-Zentrum, Lehenerstr. 88,
  7800 Freiburg/Br.

Strässle, L., Antoniterstr. 1, 7800 Freiburg/Br.

Streicher, E., Abteilung für Nieren- und Hochdruckkrankheiten,
  Zentrum für Innere Medizin am Katharinen Hospital,
  Kriegsbergstr. 60, 7000 Stuttgart 1

Vorwort

Mit dem Dialyse-Workshop 1977 in Ludwigsburg wurde die bisherige Tradition fortgesetzt, in einem kleinen Kreis von Fach-
leuten über einen aktuellen Themenkreis zu referieren und
ausgiebig zu diskutieren.

"Grenzen der Dialysebehandlung und des Behandlungsverfahrens"
ist ein Themenkreis, der in vielen Punkten Grundsätzliches
auch zu anderen Therapien beitragen kann.

Nicht das, was man durch mehr Erfahrung oder Technik alles tun
kann, sollte im Vordergrund stehen, sondern mehr die Frage:
Wo sind die Grenzen? Die Grenzen der Technik und Medizin, aber
auch die Grenzen, die sich aus unserer Vorstellung zu Entscheidungen aus ethisch-moralischen und humanitär-gesellschafts-
bezogenen Gesichtspunkten ergeben.

Wo ist unsere Tätigkeit für den einzelnen oder für die Gesellschaft sinnvoll und gerechtfertigt? Gibt es Situationen, in
denen diese Rechtsgüter gegeneinander abgewogen werden müssen
oder dürfen? Kann es hier Handlungsgrenzen geben, die vor der
Erschöpfung medizinisch-technischer Möglichkeiten erreicht
werden?

Wenn wir die Themen von Kongressen und Symposien durchgehen,
fällt auf, daß wir Ärzte als Gruppe nur höchst selten und
ungern den Versuch unternehmen, uns mit diesen Fragen ausein-
anderzusetzen.

Der fehlende Versuch einer Auseinandersetzung resultiert natürlich auch aus den verschiedenen Blickwinkeln weltanschaulicher
Bezogenheit, aus denen eine vollkommene Übereinstimmung nicht
oder nur bedingt möglich ist. Es hilft aber wenig, wenn wir
diese Übereinstimmung in Handlungsmaximen mit der Vorgabe einer
sogenannten ärztlichen Ethik vortäuschen oder die zeitbezogenen
Gedanken eines etliche tausend Jahre alten Kollegen namens
Hippokrates immer wieder strapazieren.

Dialyse-Therapie und Indikation zur Dialyse sind ein neuralgi-
scher Punkt, der auf Übereinstimmung mit den Handlungsmaximen
abgeklopft werden muß. Unterlassen wir das, entsteht eine nicht
erträgliche Rechtsunsicherheit für den Patienten. Die Übereinstimmung ist aber auch notwendig, weil hier eine ökonomische
Situation eintreten kann, die das Solidaritätsprinzip umkehrt;
wenn nämlich die Leistung für den einzelnen so hoch wird, daß

Leistungen für die Gemeinschaft nicht mehr möglich oder nicht
mehr ausreichend möglich sind. Ein Teil der Vorträge stellt
den Versuch dar, diese Frage zu behandeln. Die Diskussion
sollte nicht ausschließlich zur Aufgabe der Nicht-Mediziner
werden.

Da wir Ärzte in dieser Art Diskussion noch wenig Erfahrung
haben, bedürfen wir der Hilfe von außen. Herr Professor Böckle,
Inhaber des Lehrstuhls für Moraltheologie, Bonn, und Dr. Clade,
Betriebswirtschaftler und jetzt Redakteur beim Deutschen Ärzteblatt, haben diese Aufgaben übernommen.

Aus redaktionellen Gründen war es nicht möglich, die Diskussionen im einzelnen sinnvoll wiederzugeben, die im Anschluß an
jedes der hier abgedruckten Referate geführt worden sind. Um
dennoch einige Schlußfolgerungen, aber auch nach eingehender
Diskussion offengebliebene Fragen aufzuzeigen, wurden die Ergebnisse zum Diskussionskomplex: "Ärztliche Entscheidungsfindung" und "Ökonomische Zwänge" zusammengefaßt und am Schluß
des Buches wiedergegeben.

Mein Dank gilt der Firma Travenol GmbH, München, für das Zu-
standekommen des Dialyse-Workshops 1977 inklusive der Druck-
legung seiner Referate und Diskussionen und - dies sei besonders vermerkt - das alles ohne Einflußnahme auf Themen oder
beteiligte Personen.

Köln, März 1980   E. Renner

X

Einführung in die Thematik

E. Streicher, Stuttgart

Für den diesjährigen Workshop wurde das Thema "Grenzen der
Dialysebehandlung und des Behandlungsverfahrens" gewählt, weil
wir der Meinung sind, daß nach mehr als 10jähriger Erfahrung in
der Dauerdialysebehandlung es jetzt Zeit ist, eine Bilanz zu
ziehen. Das Thema ist brisant, da sicher in vielen Referaten
und Diskussionen die Frage kommen wird, wann eine Dauerdialyse-
therapie noch oder nicht mehr durchgeführt werden soll.

Wir selbst haben im letzten Jahrzehnt miterlebt, wie die
Technik der Behandlung immer einfacherer und sicherer wurde,
nicht zuletzt aus diesem Grund die Indikationsstellung zur
Behandlung sich laufend erweiterte und wie die Zahl der
Patienten sprunghaft stieg. Gestatten Sie mir einen kurzen
Rückblick.

1960 begann Scribner bei 4 ausgewählten Patienten mit chronischer Niereninsuffizienz die Dauerdialysebehandlung. Er
forderte als Aufnahmekriterien in das Dialyseprogramm [8]:
1. Der Patient soll ein junger Erwachsener, bevorzugt unter
   35 Jahren sein, der auf Grund der urämischen Symptome
   nicht in der Lage ist, zu arbeiten.
2. Es sollen keine hypertensive Schädigung und keine kardiovaskuläre Erkrankung vorliegen.
3. Die Restfunktion der Niere soll stabil sein bzw. sich nur
   gering progredient verschlechtern, da eine Nierenrest-
   funktion das Behandlungregime erleichtert.
4. Der Patient soll psychisch stabil und gereift sein.

Schon nach wenigen Jahren waren diese Kriterien nicht mehr
verbindlich. 1966 [9] berichteten Hutchings u. Mitarb., 1967
Schupak u. Mitarb. [10] über die Hämodialyse bei Kindern. Im
ersten statistischen Report der E.D.T.A. 1967 [4] wurde
angegeben, daß in Europa schon 17 Zentren Jugendliche zwischen
8 und 17 Jahren behandeln. Wenig später erfolgte dann die
Öffnung der Altersgrenze nach oben, für die Zunahme der Zahl
der Dauerdialysepatienten eine noch viel einschneidendere
Maßnahme [12]. So berichteten 1970 und 1971 Ghantous [6], Cohem
[3] und Scribner [11] über die Dauerdialysebehandlung beim
alten Patienten. Der EDTA-Statistik 1970 [5] ist zu entnehmen,
daß in Europa zu diesem Zeitpunkt 6% der Dauerdialysepatienten
älter als 50 Jahre, 4,5% älter als 55 Jahre und 1,4% älter als
60 Jahre waren.

Eine ähnliche Entwicklung vollzog sich bei der Wertung von
Sekundärkrankheiten als Ausschlußkriterien. Patienten mit
terminaler Niereninsuffizienz bei Systemerkrankungen oder
Stoffwechselkrankheiten wie Diabetes mellitus werden in den
letzten Jahren zunehmend mehr der Dauerdialysebehandlung
zugeführt [7].

Der heutige Indikationskatalog zur Dauerdialysebehandlung
unterscheidet sich grundlegend von den eingangs zitierten
Aufnahmekriterien aus dem Jahre 1961. Es wird gefordert [2]:
1. Zu erwartende Rehabilitation mit dem minimalen Ziel, den
   Patienten in das häusliche Milieu zu entlassen und einer
   ambulanten Zentrumsdialyse zu unterziehen.
2. Ausschluß einer Zweitkrankheit, die den Tod des Patienten
   in kurzer Zeit (innerhalb eines Jahres) erwarten läßt.
3. Ausschluß von Krankheiten, die die zusätzliche Belastung
   des Körpers durch die Hämodialyse nicht erlauben.

Die Folge der ständigen Erweiterung der Indikationen war, daß
seit 1970 die Zahl der Dialysepatienten weltweit sprunghaft
ansteigt, von ca. 5000 im Jahre 1970 auf ca. 60.000 im Jahre
1976 [7].

Es stellt sich die Frage, ob es sinnvoll und machbar ist, durch
die Behandlung nahezu jedes Patienten mit terminaler Niereninsuffizienz diese Explosion der Behandlungszahlen weiter zu
beschleunigen, wobei aus ärztlicher Sicht bei der Wertung
dieser Frage m.E. streng zwischen sinnvoll und machbar
unterschieden werden muß.

Wir alle kennen aus eigener Erfahrung die Situation, daß wir
bei schweren somatischen Hinderungsgründen einem Patienten die
Dauerdialysebehandlung ersparen wollen, aber durch Angehörige,
vorbehandelnde Ärzte oder auch Mitarbeiter dann doch zu einer
positiven Entscheidung für die Dialyse gedrängt werden und daß
wir dann später, wenn eine Komplikation nach der anderen kommt,
feststellen müßen, daß unsere ursprüngliche Ansicht richtig
war. Diese Situation chakterisiert Scribner treffend [1], wenn
er heute feststellt, daß es früher schwierig war, einen
geeigneten Patienten in ein Behandlungsprogramm aufzunehmen und
daß es heute schwierig ist, Angehörige und vorbehandelnde Ärzte
von der Unsinnigkeit einer Behandlung beim ungeeigneten
Patienten zu überzeugen.

Der 2. Teil der eingangs gestellten Frage, ob es machbar ist,
jeden Patienten mit terminaler Niereninsuffizienz zu behandeln,
vorausgesetzt er erfüllt wenigstens annähernd die Bedingungen
für eine zeitlich vernünftige und körperlich erträgliche
Rehabilitation, ist heute, wo die Dämpfung der Krankheitskosten
zu den obersten Geboten der Nation erhoben wird, von ungeheurer
Brisanz. Ohne Zweifel ist im Augenblick die Heimdialysebehandlung für den Kostenträger nur halb so teuer wie die Zentrums-
behandlung und auch, verglichen mit der Limited care-Dialysebe-
handlung, wesentlich billiger. Es besteht andererseits kein
Zweifel, daß wir heute bei Auswahl des Heimdialysepatienten
strengere Kriterien an den körperlichen Zustand, die psychische

Stabilität und die Kooperationsbereitschaft des Patienten
anlegen als bei der Auswahl für die Zentrumsdialysebehandlung.
Die vor Jahren mehrfach geäußerte Ansicht, daß durch die
Erweiterung der Heimdialysebehandlung für Risikopatienten in
der Heimdialyse eine Behandlungskapazität geschaffen werden
kann, hat sich in der Praxis nicht durchgesetzt, im Gegenteil.
Stabile Patienten aus den Zentren wurden in die Heimdialyse
entlassen und die freiwerdenden Behandlungsplätze zum Teil an
Patienten vergeben, die keiner zu Zeiten der limitierten
Behandlungskapazität in ein Behandlungsprogramm aufgenommen
hätte.

Können wir es uns aus volkswirtschaftlicher Sicht leisten, so
weiter zu verfahren? Bei diesen Überlegungen steht natürlich
immer das gerade in Deutschland auf Grund unserer Vergangenheit
emotional attackierte Schreckgespenst der Selektion im
Hintergrund.

Wir könnten das Problem zum Teil dadurch lösen, daß wir die
Heimdialysefähigkeit als übergeordneten Gesichtspunkt bei der
Aufnahme in ein Dauerdialyseprogramm betrachten und die
Organisation der Heimdialyse, wo es nur geht, weiter fördern.
Ein Vergleich mit Großbritannien, dessen sozialisierter
Gesundheitsdienst allen Kranken dasselbe Angebot der Gesund-
heitsfürsorge bietet, aber bei der Dialysebehandlung eindeutige
Präferenzen für die Heimdialysebehandlung setzt, ergibt
interessante Zahlen. In der Bundesrepublik wurden 1975 [7] 82
Patienten pro Mio. Einwohner mit der Dialyse behandelt, davon
nur 29,5% in der Heimdialyse. In Großbritannien wurden im
selben Zeitraum 38,7 Patienten pro Mio. Einwohner behandelt,
davon 65% in der Heimdialyse. Pro Mio. Einwohner waren in
Großbritannien 25,5 Patienten, in der Bundesrepublik 24
Patienten in der Heimdialyse. Daraus ergibt sich, daß in beiden
Ländern die heimdialysefähigen Patienten gleichmäßig erfaßt
werden, daß aber durch die Bevorzugung der Heimdialysebehandlung die Zahl der Zentrumspatienten in Großbritannien geringer
ist.

Es sind auch noch andere Wege denkbar, die ökonomische
Belastung der Allgemeinheit durch die Dauerdialysebehandlung in
Grenzen zu halten. Die Peritonealdialyse-Dauerbehandlung müßte
in größerem Umfang zu einer, der Hämodialyse vergleichbaren
oder bei Risikopatienten möglicherweise überlegenen, Alternative entwickelt werden. Schließlich müssen wir Ärzte uns eine
weise Beschränkung unserer Sonderwünsche im Apparate- und
Verbrauchsmittelsektor auferlegen, um durch Standardisierung
und Rationalisierung der Industrie die Chance zu geben,
sinkende Produktionskosten über den Preis weiterzugeben.

Wir haben bei diesem Workshop ein heißes Eisen anzupacken. Der
intime Rahmen gibt uns allen die Möglichkeit, ohne Vorbehalt
unsere Meinung und Erfahrungen zu äußern. Ich hoffe, wir kommen
am Ende des Workshops unter Berücksichtigung aller Teilaspekte
zu einem einheitlichen Statement.

Literatur

1. Blagg ChR, Scribner BH (1976) Dialysis: medical, psychosocial and economic problems. In: Brenner BM, Rector FC (eds) The Kidney. Saunders, Philadelphia vol II, p 1705
2. Brech W, Piazolo P, Meyer-Hamme K, Franz HE, Freyberger H, Streicher E/(1973) Behandlung im Dialysestadium. In: Franz HE (Hrsg) Praxis der Dialysebehandlung. Thieme, Stuttgart, S 206
3. Cohem SL, Comty M, Shapiro FL (1970) The effect of age on the results of regular hemodialysis treatment. Proc Eur Dial Transplant Assoc 7:254
4. Drukker W, Jungerius NA, Alberts C (1967) Report on regular dialysis treatment in Euruope 1967. Proc Eur Dial Transplant Assoc 4:3
5. Drukker W, Haagsma-Shouten WAG, Alberts C, Baarda B (1970) Report on regular dialysis treatment in Europe 1970. Proc Eur Dial Transplant Assoc 7:3
6. Ghantous WN, Bailey GL, Zschaeck D, Hampers CL, Merill JP (1971) Long term hemodialysis in the elderly. Trans Am Soc Artif Intern Organs 17:125
7. Gurland HJ, Brunner FP, Chantler C, Jacobs CJ, Schärer K, Selwood NH, Spies G, Wing AJ (1976) Combined report on regular dialysis and transplantation in Europe 1975. Proc Eur Dial Transplant Assoc 13:3
8. Hegstrom RM, Murray JS, Pendras JP, Burnell JM, Scribner DH (1961) Hemodialysis in the treatment of chronic uremia. Trans Am Soc Artif Intern Organs 7:136
9. Hutchings RH, Hickmann R, Scribner BH (1966) Chronic Hemodialysis in a pre-adolescent. Pediatrics 37:68
10. Schupak E, Sullivan JF, Lee DK (1967) Chronic hemodialysis in unselected patients. Ann Intern Med 67:708
11. Scribner BH (1970) Maintenance hemodialysis in perspective. Proc 4th Int Congr Nephrol Stockholm. Karger, Basel, vol. III, p 110
12. Streicher E (1973) Organisation von Dialyseabteilungen. In: Franz HE (Hrsg) Praxis der Dialysebehandlung. Thieme, Stuttgart, S 108

Dialyse im Kindesalter

M. Bulla, Köln

Wenn ich das Programm des diesjährigen, IV. Dialyseärzte-
Workshop über die Grenzen der Dauerdialysebehandlung betrachte,
so möchte ich fast behaupten, ich hätte den schwierigsten Part
erhalten. Denn mit dem Thema "Dialyse im Kindesalter" muß ich
im Sinne der Grenzbereiche der Dauerdialysebehandlung beim Kind
auf fast alle Teilbereiche eingehen, die meine Kollegen für den
erwachsenen Patienten heute morgen benennen: Also inwieweit
Lebensalter, Gefäßanschluß, Systemerkrankung bzw. maligne
Tumore oder mentale Behinderungen limitierende Faktoren für die
Dauerdialysebehandlung beim kindlichen Patienten sind. Ich will
versuchen Ihnen die Problematik aus der Sicht des Pädiaters
näher zu bringen. Sie mögen verzeihen, wenn ich bei der Größe
des Themenkreises und der Kürze der Zeit nur Teilprobleme
anreißen kann, und wenn ich, eingedenk der allgemeinen
Behandlungsschwierigkeiten beim kindlichen Dialysepatienten,
der durch die Tatsache "Kind zu sein" bis zu Beginn der 70er
Jahre selbst ein Grenzfaktor für die Dialysebehandlung war,
auch nur meine subjektive Meinung zu diesen Dingen bringen
kann. Denn: Konkrete Definitionen über Limitierungen in diesem
noch jungen Behandlungsgebiet bestehen bei erheblichen
nationalen Unterschieden überhaupt noch nicht.

Ganz allgemein gesprochen, haben sich Dialyse und Transplantation als Therapie bei terminal niereninsuffizienten Kindern
bedingt durch die überraschend guten Langzeitergebnisse
durchgesetzt. Nach Angaben der EDTA-Statistik werden in Europa
z.Z. 1202 Kinder im Alter zwischen 0-15 Jahren mit Dauerdialyse
und Transplantation behandelt. Der überwiegende Anteil ist 10-
14 Jahre alt (Tabelle 1, Abb. 1). Kinder unter 4 Jahren werden
in Europa in nur geringer Zahl therapiert, über größere Zahlen
wird aus USA berichtet [1, 12, 18, 19, 21, 22, 27, 31].

Jeder kindliche Patient stellt das Behandlungsteam immer wieder
vor erhebliche technische und therapeutische Probleme, zu denen
noch aufgrund der heutzutage erschwerten gesellschaftlichen
Integration von behinderten Jugendlichen große psychosoziale
Schwierigkeiten hinzukommen.

Die *technischen Probleme* liegen einerseits in der sinnvollen
Shuntwahl, die dem kleinen Gefäßsystem Rechnung trägt, und
andererseits in der Dialysatorwahl, die geringes Blutvolumen
und erhöhte Empfindlichkeit gegenüber Volumen- und Osmolaritäts-
schwankungen beim Kind. berücksichtigen muß.

Tabelle 1. Anzahl der Dialysezentren und der mit Dauerdialyse und/oder
Transplantation behandelten terminal niereninsuffizienten Kindern (Stich-
tag: 31. 12. 77), entnommen dem Europäischen Report über Dialyse und
Transplantation im Kindesalter (Donckerwolcke RA et al. (1978) Proc Eur
Dial Transplant Assoc 15:79)

Anzahl der behandelten terminal niereninsuf- fizienten Kinder in Europa	1688	Anzahl der Dialysezentren in Europa	1193
davon am 31. 12. 77 am Leben	1202	davon behandeln Kinder	241
davon werden inter- mittierend dialysiert	810		
Anzahl der Dialyse- zentren, die weniger als 3 Kinder behandeln	167	sie behandeln insgesamt Kinder (= 25,6%)	207
Anzahl der Dialyse- zentren, die mehr als 3 Kinder behandeln	41	sie behandeln insgesamt Kinder (= 33,0%)	268
Anzahl der rein pädi- atrischen Dialyse- zentren	33	sie behandeln insgesamt Kinder (= 41,4%)	335

Tabelle 2. Allgemein anerkannte Richtlinien für die Wahl terminal niereninsuffizienter kindlicher Patienten für das Dauerdialyseprogramm

1. Lebensalter des Kindes
2. Grund- und Sekundärerkrankungen
3. Eingetretene Komplikationen
4. Soziale und psychologische Probleme

Die *therapeutischen Probleme* beruhen auf der Schwierigkeit in
der Ernährung bei labilem Wasser- und Elektrolythaushalt, und
Tendenzen zum Malnutritionsverhalten der Kinder [3, 8, 9, 12,
13] liegen in dem verminderten Wachstum und der erheblichen
Anämie [7, 25, 28].

Daneben bestehen ebenso wie beim Erwachsenen *psychosoziale
Probleme*, die beim Kind besonderer Beachtung bedürfen, da
sowohl die gestörte Gruppenintegration, die Pubertät mit Wunsch
nach Partnerschaftsbeziehungen als auch erschwerte schulische
und berufliche Weiterbildung mit einbezogen sind [5, 30].

Diese Probleme stellen an die Kooperationsbereitschaft und das
Verständnis von Kind und Familie solch hohe Anforderungen, daß

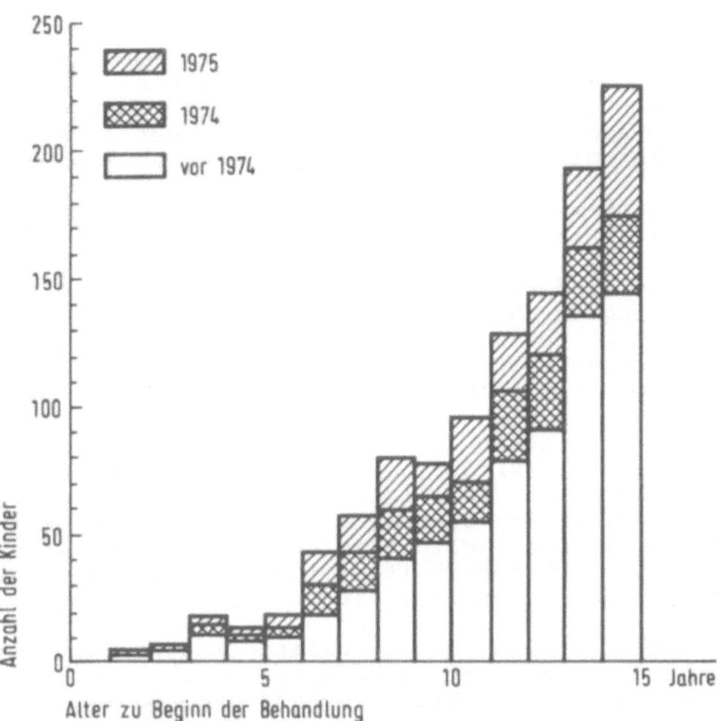

<u>Abb. 1.</u> Altersverteilung der intermittierend dialysierten Kinder [28]

nicht jedes Kind therapiert werden kann, sondern eine Selektion
für das intermittierende Dauerdialyseprogramm im Kindesalter
erforderlich ist. Als allgemein anerkannte Richtlinien, ob man
ein Kind behandeln soll, kann oder darf, gelten:
1. Lebensalter des Kindes,
2. Grund- und Sekundärerkrankungen,
3. eingetretene Komplikationen,
4. soziale und psychologische Probleme [16], (Tabelle 2).

Die Auslegung dieser Richtlinien sind allerdings von Land zu
Land, von Zentrum zu Zentrum different. Genaue Angaben über
prinzipielle Selktionsmaßstäbe werden von den meisten Autoren
gescheut, da man doch immer nur über den Einzelfall entscheidet
und sich nicht an starre Richtlinien halten kann.

Einigkeit herrscht nur in der Ablehnung von:
1. Kindern mit mentalen Erkrankungen, die zu einer starken
   Retardierung der psychomotorischen Entwicklung geführt haben
   (z.B. schwere Debiliät, fortschreitender geistiger Abbau,
   Morbus Down).
2. Kindern mit chronischen Primärerkrankungen, die von sich aus
   die Rehabilitation unmöglich machen und das Nierenversagen
   nur als Teilerkrankung beinhalten (wie z.B. systematisch
   fortgeschrittener, therapeutisch nicht mehr beeinflußbarer

Tumor oder Granulomatose). Hierzu gehört ebenso die Oxalose,
da die fortschreitenden Komplikationen durch Dialysebehandlung nicht aufgehalten werden können und eine Transplantation
nach allgemeinen Literaturangaben - abgesehen von dem
neusten Bericht von Leumann - wegen 100%igem Rezidiv im
Transplantat nicht möglich ist (Tabellen 3 u. 4).

Anhand unserer eigenen Statistik möchte ich Sie in die
Problematik der Auslegung dieser Selektionsrichtlinien einfüh-
ren: Seit 1972 führten wir an der Universitäts-Kinderlinik Köln
bei 29 Kindern im Alter von 6,5-14 Jahren eine Dauerdialysebehandlung durch, 11 Kinder im Alter von 4-11 Jahren stehen mit
z.Z. noch teilkompensierter Retention zu einer späteren
Dialysebehandlung an. Im Zeitraum von 1972 bis 1977 wurden von
uns 20 terminal niereninsuffiziente Kinder abgelehnt: Dabei
handelte es sich um 6 Säuglinge und 2 2jährige, die wir wegen
des jugendlichen Alters nicht in das Dauerdialyseprogramm auf-
nahmen, um 4 Kinder, die wir im Einvernehmen mit den Eltern
wegen schwerer Debilität und um 1 Jungen, den wir wegen
inkurrablen Endstadiums eines B-Zell-Lymphosarkoms ablehnten.
Bei 2 Kindern machten die unüberwindbaren innerfamiliären
sozialen Schwierigkeiten eine Dialysebehandlung unmöglich.
1 Kind war taubstumm, der einzige Angehörige war sein 70jähri-
ger Großvater, dem die Problematik der Dialysebehandlung unbe-
greiflich blieb. Bei 3 Ausländerkindern lehnten die Eltern die
Behandlung ab, ein 12jähriger Junge verweigerte selbst die
Durchführung der Dialysebehandlung, da er (bedingt durch erheb-
liches Unverständnis in der eigenen Familie) keine Stütze für
sein Krankheitserlebnis fand (Tabellen 3, 4a, 4b, 5).

Die von uns vertretenen Kontraindikationen, nach denen ein Kind
entweder nicht dialysiert werden soll, kann oder darf sind
also:
1. Zu jugendliches Alter (d.h. unter 4 Jahren), ohne Möglichkeit
   einer raschen Transplantation.
2. mentale Redardierung,
3. schwerste behindernde Grunderkrankung oder urämisch bedingte
   Komplikationen, die eine Rehabilitation unmöglich machen,
4. maligne Grunderkrankung ohne Chancen auf "Heilung",
5. unüberwindbare sozio-psychologische Probleme,
6. Ablehnung durch die Eltern.

Lebensalter

Der wichtigste Punkt, auf den ich daher ausführlicher eingehen
möchte, ist das Lebensalter. Vom Lebensalter hauptsächlich wird
die Größe der zuvor erwähnten technischen, therapeutischen und
rehabilitativen Probleme bestimmt: Je jünger ein Kind ist, um
so schwieriger gestaltet sich Shuntwahl, Dialysatorwahl, Bewäl-
tigung der Ernährungs-, Wachstums- und Anämieprobleme, sowie
die Integration in die Gemeinschaft. Bei Kindern unter 4 Jahren
kann sich dies zu unüberwindbaren Schwierigkeiten ausweiten.
Die schlechtere Überlebensrate dieser Kinder ist eine deutliche
Dokumentation hierfür.

Tabelle 3. Chronisch niereninsuffiziente Kinder, die von der Univ.-Kinder-klinik Köln von 1972 bis 1977 betreut wurden

	Anzahl	Alter
Insgesamt	60 Kinder	5 Tage-14 Jahre
davon dialysiert und transplantiert S-Kreatinin: 6,5-12 mg/100 ml	29 Kinder	6,5-14 Jahre
davon konservativ betreut, später Übernahme in die Dauerdialyse geplant S-Kreatinin: 3,0-6,0 mg/100 ml	11 Kinder	4-11 Jahre
davon Übernahme in die Dauerdialyse abgelehnt S-Kreatinin: 3,0-20 mg/100 ml	20 Kinder	5 Tage-12 Jahre

Tabelle 4a. Grunderkrankung der terminal niereninsuffizienten 6 Säuglinge, die von der Dauerdialysebehandlung ausgeschlossen wurden. (Univ.-Kinder-klinik Köln)

Potter-Syndrom	2
doppelseitiger Wilmstumor	1
doppelseitige Nierenagenesie	1
beidseitige Nierenrindennekrose nach Sepsis	2

Tabelle 4b. Grunderkrankung der terminal niereninsuffizienten Kleinkinder (2 Jahre alt), die von der Dauerdialysebehandlung ausgeschlossen wurden. (Univ.-Kinderklinik Köln)

Mesangioprolif. Glomerulonephritis mit fokaler Sklerose und sekundärer maligner Nephrosklerose	1
Markschwamm-Niere beidseits	1

Shuntprobleme

Aufgrund der anatomisch sehr kleinen Gefäßverhältnisse ist die
Anlage eines dauerhaften, komplikationsarmen Gefäßzuganges beim
Kleinkind sehr erschwert. Nach Angaben von Grushkin und
Kjellstrand [18, 21, 20] liegt das mittlere Funktionsalter
eines Scribnershuntes bei 3 Monaten im Vergleich zu 4-14

Tabelle 5. Chronisch niereninsuffiziente Kinder mit mentaler Retardierung,
die von der Univ.-Kinderklinik Köln von der Dauerdialysebehandlung (in
Übereinstimmung mit den Eltern) ausgeschlossen wurden

Zustand nach schwerer Contusio cerebri (IQ unter 50)
Zustand nach schwerer postpartaler Asphyxie (IQ unter 50)
Morbus Down
fortschreitender mentaler Abbau kombiniert mit Balkenmangel

Monaten beim Erwachsenen. Nach Tierversuchen von Greminger [17]
kann ein im Vergleich mit dem Erwachsenen adäquater Blutfluß
von 100-145 ml/min nur erreicht werden, wenn Vesseltips mit
einem Innendurchmesser von 1,9-1,8 mm verwendet werden können.
Die oft erforderliche Unterschreitung dieser Innendurchmesser
bedingt also einen mangelnden Blutfluß mit baldigem Koagula-
tionsverschluß des Shuntes [25, 11]. Hinzu kommt noch die
erschwerte Shuntpflege bei mangelnder Einsicht des sehr jungen
Kindes. Dieses alles kann zu einer raschen Erschöpfung des
Gefäßreservoirs führen. Bei einem Säugling ist eine Shuntanlage
meist nur im Bereich der Femoralgefäße möglich [3, 6, 26, 27,
22, 20]. Dieser Femoralisshunt schränkt die Bewegungsfreiheit
des Kindes (bedingt durch notwendige Fixierung des Shuntbeines)
stark ein, es besteht die Gefahr der Durchblutungsstörung des
Beines und der Shuntinfektion durch die Nähe von stuhl- und
urinverschmutzten Windeln [21, 22].

Die Anlage einer Ciminofistel, die dem Kind eine größere
Bewegungsfreiheit gestattet und eine geringere Infektionsgefahr
aufweist, ist wegen der Gefahr der Frühthrombose bei den
zierlichen Gefäßen des Kleinkindes oft nur im Oberarmbereich
möglich [11]. Diese Oberarmfisteln zeigen relativ häufig eine
Tendenz zur Aneurysmabildung, in seltenen Fällen wurde auch
eine Herzüberlastung beobachtet. Darüber hinaus muß, wie
Baillod und Loirat [2, 25] berichten, gerade bei jüngeren
Kindern bedacht werden, daß eine oft unüberwindbare Angst vorm
Anstechen die Verwendung der Ciminofistel unmöglich macht.

Dialysatorwahl

Da bei Kindern allgemein eine erhebliche Empfindlichkeit
gegenüber stärkergradigen Volumen- und Osmolitätsschwankungen
mit Tendenz zu Krampfanfällen oder fatalen Kreislaufsdekompen-
sationen besteht [29], müssen an den, für den sehr jungen Patienten verwendeten Dialysator folgende Forderungen gestellt werden:
1. Die Effektivität ist auf eine Ureaclearance von 2-3
   ml/kg/min zu limitieren,
2. das Füllvolumen des Dialysators zusammen mit dem Blut-
   schlauchsystem darf 10-15% des kindlichen Blutvolumens nicht
   überschreiten,
3. die Compliance-Rate muß stabil sein,
4. die Ultrafiltration muß gut steuerbar sein [21, 27].

10

Welche technischen Schwierigkeiten diese Forderungen beinhalten, wird klar, wenn man bedenkt, daß ein Säugling mit weniger als 10 kg und ein Kleinkind mit weniger als 20 kg Körpergewicht nur 75-83 ml Blutvolumen pro kg Körpergewicht aufweist. Dies bedeutet, daß das Füllvolumen des Dialysators und des Blutschlauchsystems 80-100 ml nicht überschreiten darf, Veränderungen in Osmolalität (der Normalbereich der Serumosmolalität beim Kind beträgt 275-290 mOS), Kreislaufverhalten und Körpergewicht während der Dialysebehandlung engmaschig überwacht werden müssen [6, 3, 22,20, 27]. Im Akutfall sind für einige wenige Dialysen diese Forderungen einigermaßen erfüllbar. Auf Dauer ist aber die hohe Komplikationsrate wegen Schwankungen der Osmolalität und Kreislaufregulation trotz engmaschiger Überwachung für den Organismus des Kleinkindes nicht tolerabel. Zwar könnten diese durch die Anwendung einer chronischen Peritonealdialysebehandlung teilweise umgangen werden. Aber auch hier sind die Erfahrungen bei Säuglingen und Kleinkindern nicht positiv (Baillod, pers. Mitteilung), *so daß wir diese Kinder z.Z. einfach nicht behandeln können.*

Würde es in absehbarer Zeit gelingen durch weitergreifende Verbesserungen der Dialysetechnik diese technischen Probleme auszuräumen, so blieben doch die therapeutischen Probleme (Ernährung, Anämie, Wachstum) weiterhin unüberwindbar. In Relation zum Erwachsenen besteht beim Kind als wachsender Organismus ein höherer Kalorienbedarf und damit ein höherer Kalorien-, Nitrogen-, Wasser- und Elektrolytumsatz, der um so höher ist, je jünger das Kind ist: die erforderliche Kalorien- und Proteinzufuhr liegt trotz Urämie bei 60-150 kcal bzw. 1,5-2,0 g Protein pro kg Körpergewicht und Tag. Der Wasserumsatz beim Säugling und jungen Kind ist mit 150 ml pro kg Körpergewicht und Tag sogar 5mal höher als beim Erwachsenen [4, 12, 32]. Die immer drohende Imbalance wird durch das Malnutritionsverhalten der Kinder noch weiter unterstützt [23, 32]. Es ist daher nicht verwunderlich, daß in der Literatur gerade bei der Behandlung des sehr jungen Dialysekindes gehäuft über teilweise tödlich verlaufende Dekompensationen im Flüssigkeits- und Elektrolythaushalt im Dialyseintervall berichtet wird [20, 21, 32].

Ein weiteres therapeutisch ungelöstes Problem ist die gegenüber dem Erwachsenen deutlicher ausgeprägte renale Anämie, die die Leistungsbreite der Kinder stark einschränkt und gehäufte Transfusionen (mit all ihren Nebenwirkungen und Gefahren) erforderlich macht. Noch schwerwiegender in der Problematik ist der Wachstumsrückstand mit der hochgradigen Tendenz zur urämischen Osteodystrophie. Nach Aussage der EDTA-Statistik liegen fast alle kindlichen Patienten mit kongenitalen oder hereditären Nierenerkrankungen mit dem Wachstum unter der 3. Perzentile und 78% davon weisen eine urämische Osteodystrophie auf. Im Gegensatz hierzu sind nur 36% der Kinder mit erworbenen renalen Erkrankungen an urämischer Osteodystrophie erkrankt [28]. Da gerade der Hauptanteil der sehr jungen Kinder kongenitale oder heriditäre Nierenerkrankungen aufweist, bedeutet dies, daß wir durch die Dauerdialysebehandlung regelrecht Zwerge erzeugen (Tabelle 6a, b).

Tabelle 6a. Aufschlüsselung der Grunderkrankungen bei dialysierten Kindern,
deren Längenwachstum unterhalb der 3. Percentile lag (n = 227), entnommen
dem Europäischen Report über Dialyse und Transplantation im Kindesalter
(Schärer K et al. (1976) Eur Dial Transplant Assoc 13:59)

Grunderkrankung	Anzahl
Glomerulonephritis	65 (28,63%)
Pyelonephritis	59 (26,0%)
Hereditäre Nierenerkrankungen, Zystennieren, kongenitale Hypoplasien oder Malformationen	103 (45,37%)

Tabelle 6b. Renale Osteodystrophie im Kindesalter. Prozentualer Befall in
Abhängigkeit von der Grunderkrankung bei Kindern, die länger als 1 Jahr
intermittierend dialysiert wurden (nach Schärer K et al. (1976) Proc Eur
Dial Transplant Assoc 13:59)

Renale Grunderkrankung	Befall an renaler Osteodystrophie (%)
Glomerulonephritis	35
Pyelonephritis	50
Zystennieren	60
Hereditäre Nierenerkrankungen	83
Renale Hypoplasie	86

Dieser Zwergwuchs, die diätetische Einschränkung, die geringe
körperliche Belastbarkeit und vieles andere mehr führen zur
Isolierung von der Altersgemeinschaft. Die Unterbringung eines
minderwüchsigen und dystrophen Kleinkindes mit Shunt im
Kindergarten oder Vorschule ist bei der Furcht der verantwortlichen Leiter vor Zwischenfällen und der Überbesorgtheit der
Eltern vor eigenmächtigen Handlungen des Kindes fast unmöglich.
Der Säugling hat hierbei noch eine traurige Sonderstellung, da
er wegen seiner erschwerten Pflege ständig (meist sogar im Bett
angebunden) in der Klinik verbleiben muß. Die psychischen
Störungen, die durch Furcht vor der Therapie, durch Einengung
des Lebensraumes und Overprotection-Haltung der Eltern
entstehen, führen bei den erkrankten Kleinkindern zu einer
extrem gestörten Eltern-, Geschwister- und Umweltbeziehung, die
die Kinder (wie aus Berichten aus England und Frankreich zu
entnehmen ist) zu egozentrischen Familientyrannen, überängstli-
chen Hypochondern oder Mutisten werden ließen.

Daher ist die Dauerdialysebehandlung beim terminal niereninsuffizienten Säugling und Kleinkind eigentlich nur sinnvoll,
wenn rasch erfolgreich transplantiert werden kann. Diese

Forderung ist aber z.Z. gerade in Deutschland kaum zu erfüllen.
Meiner Meinung nach muß man sich daher ernsthaft fragen,
inwieweit man bei einem solch jugendlichen Patienten das Recht
hat, ihn einem ungewissen therapeutischen Regime zu unterwer-
fen, das Angst vor Schmerzen, Einschränkungen im Spiel und
Genußtrieb, Außenseiterposition und relative Isolierung
beinhaltet. Das ältere Kind akzeptiert willentlich eine solche
Behandlung mit dem Wunsch nach Überleben und erfolgreicher
Transplantation, was ja auch in den meisten Fällen realisierbar
ist. Das junge Kind muß gegen seinen Willen dieser Behandlung
unterworfen werden. Damit wird seine Toleranzgrenze für
Negativerlebnisse rasch überschritten, ganz zu schweigen von
der Problematik bei Behandlung nach Transplantatversagen. *Ich
für meine Person verneine damit die Frage, ob man ein solches
Kind* bei den heutzutage unüberwindbaren therapeutischen
Schwierigkeiten *behandeln darf*. In dieser ablehnenden Haltung
werde ich noch durch Berichte aus den USA und Finnland
bestärkt, wonach die Gruppen um Kjellstrand [22] und Hallman
(pers. Mitteilung), die sich intensiv mit der Dauerdialysebehandlung und Transplantation des Säuglinges und sehr jungen
Kleinkindes beschäftigt haben, diese Behandlungsform selbst als
experimentelle Medizin bezeichnen und sie wegen der hohen
Mißerfolgszahl nunmehr verlassen. Beide Gruppen plädieren als
Alternative für die Präventivmedizin im Sinne der rechtzeitigen
Interruptio der gefährdeten Gravidität.

Nicht alle Pädiater teilen diese Ansicht, wie die Zunahme der
Behandlungszahlen für die Altersgruppe von 0-4 Jahren gerade in
der letzten EDTA-Statistik zeigt (Tabelle 7).

Wenn man auf der einen Seite die 0-4jährigen von der Dauerdialysebehandlung terminal niereninsuffizienter Kinder
ausschließt, so muß man auf der anderen Seite auch die
Krankheitsbilder berücksichtigen, die in der verbleibenden
Gruppe der 5-14jährigen eine erfolgreiche Behandlung unmöglich
machen oder doch sehr in Frage stellen. Hierzu gehören, wie
schon eingangs erwähnt, chronisch niereninsuffiziente Kinder
mit schweren primär- oder sekundärbedingten Körperbehinderun-
gen, Kinder mit therapeutisch nicht ausreichend beeinflußten

Tabelle 7. Neubehandelte Kinder, EDTA 1970-1976 (aus Chantler C et al.
(1977) Proc Eur Dial Transplant Assoc 14:70)

Jahr	unter 5 Jahren	total (0-15 Jahre)
1970	2	102
1971	9	105
1972	5	147
1973	1	168
1974	8	200
1975	5	230
1976	13 (6%)	230

malignen Erkrankungen, Kinder mit unüberwindbaren sozialen oder
psychologischen Problemen, sowie kindliche Patienten, deren
Eltern einer Dialysebehandlung ablehnend gegenüberstehen. Das
Für und Wider einer solchen Entscheidung kann etwas summari-
scher abgehandelt werden, da die Problematik voll mit der der
erwachsenen Patienten vergleichbar ist.

Schwere körperliche Behinderung

Aufgrund meiner Erfahrungen in unserer Körperbehinderten-
sprechstunde würde ich Kinder mit hohem Querschnitt, Spina
bifida, Taubstummheit, Blindheit, schwerer Spastik, fehlenden
oberen Extremitäten und wiederholt zu revidierendem Ventil bei
Hydrocephalus occlusus internus nicht in das Dauerdialyseprogramm aufnehmen. Abgesehen von den erheblichen krankheits-
spezifischen, den Dialyseablauf beeinträchtigenden Problemen
(bedingt durch rezidivierende pulmonale und urogenitale
Infektionen, hohe Kreislauflabilität, Inaktivitätsosteopathie,
Dekubitusgefahr und trophischer Heilungsstörung bei den
Rückenmarksgeschädigten, oder erheblich eingeschränkter
Kommunikationsmöglichkeit bei Taubstummen und Blinden bzw.
ausgeprägte Hilfsbedürftigkeit bei den Patienten mit schwerer
Spastik und fehlenden oberen Extremitäten, ständiger Gefahr des
zerebralen Zwischenfalles bei Hydrocephalus) ist die inner-
familiäre Problematik kaum zu bewältigen. Der tägliche Kampf um
die zufriedenstellende Rehabilitation ihres geschädigten Kindes
bei der heutigen Tendenz zur gesellschaftlichen Isolierung von
behinderten Jugendlichen belastet viele Familien extrem, nicht
wenige zerbrechen unter diesem Leidensdruck. Eine zusätzliche
Potenzierung durch eine Dauerdialysebehandlung halte ich auch
im Hinblick auf die gesunden Geschwister, die ebenfalls unter
dieser familiären Situation zu leiden haben, für nicht
gerechtfertigt. Ich möchte aber nicht verschweigen, daß es
Einzelbeispiele für eine erfolgreiche Dialysebehandlung von
querschnittsgelähmten (Veteran's Hospital, USA), von taubstummen (Guy's Hospital, London) und blinden Kindern (Charité,
Berlin) gibt. Durch hohe Intelligenz des Behinderten, über das
Normalmaß herausgehende Kooperation der betroffenen Familien
und Einsatz aller möglichen technischen Hilfsmittel konnte eine
weitgehend problemlose Dialysebehandlung ermöglicht werden.
Nach meinen Erfahrungen wird aber im Normalfall die Familie und
die übrige Umgebung eine solche Kooperationsbereitschaft auf
Dauer nicht aufbringen können, so daß der Patient zunehmend zu
spüren bekommt, welch unerwünschte Last er für alle ist. *Hier
soll und darf man als verantwortlicher Arzt - verantwortlich
sowohl für den Behinderten als auch für die gesunden Familien-
mitglieder - nicht dialysieren.*

Noch ein Wort zu dialysebedingten schwerstbehindernden
Komplikationen. Nach eigener trauriger Erfahrung (nämlich
Fortführung der Dialysebehandlung trotz schwerstbehindernder
Hemiparese und geistiger Beeinträchtigung, bedingt durch
Encephalomalazie nach Hochdruckkrise) muß ich dafür plädieren,
im Akutereignis - sobald das Ausmaß der irreparablen Schädigung
klar abzugrenzen ist - die Dialysebehandlung nicht mehr

14

weiterzuführen. Die körperliche und geistige Hilflosigkeit, die
mangelnde Rehabilitationsfähigkeit bedingt ein Leben ohne
Hoffnung, das sowohl Patienten, Familie und betreuendes
Behandlungsteam, wie schon eben bei der schweren primären
Körperbehinderung betont, unzumutbar belastet.

Maligne Erkrankungen

Der Ausschluß von der Dialysebehandlung bei Patienten mit
Finalstadien generalisierter maligner Erkrankungen und
konsekutivem Nierenversagen ist weltweit anerkannt. Dagegen
werden primäre Nierentumore wie beidseitiger Willmstumor,
Rabdomyosarkom oder ähnliches in USA durch beidseitige
Nephrektomie, Dauerdialyse und baldige Transplantation
behandelt [14]. Die vorliegenden Ergebnisse (metatasenbedingtes
Tumorrezidiv, unter Dialysebehandlung höhere Zahl an tödlich
verlaufenden Komplikationen bedingt durch Blutungen oder
Infektionen im Rahmen der erforderlichen Tumorbehandlung) sind
aber so wenig überzeugend, daß ich ein solches therapeutisches
Vorgehen, dessen Ziel es doch sein sollte dem Kind ein
lebenswertes Leben zu ermöglichen, für *nicht gerechtfertigt
halte*. Anders ist die Problematik bei einem Kind mit "ausreichend therapierter" tumoröser Erkrankung (d.h. die übliche 5-
Jahres-Heilung wurde erreicht) mit davon unabhängigem oder aber
als Therapiefolge konsektuivem terminalen Nierenversagen. Da
die Chancen dieses Kindes voll denen mit primären terminalen
Nierenversagen vergleichbar sind, würde ich bei Vorliegen einer
ausreichenden kindlichen Intelligenz und guter Kooperationsbereitschaft der Eltern nicht zögern zu dialysieren.

Sozialer Hintergrund

Noch ein Wort zu den sozialen Problemen. Die Wichtigkeit des
sozialen Hintergrundes und der sozialen Integration für das
Verhalten des Patienten klang schon mehrfach an. Die Eltern,
die Geschwister, die Verwandten und Bekannten sollten dem
Patienten das Gefühl des Verständnisses, der Hilfe und der
Geborgenheit geben. Sie sollten in der Lage sein, ihm in seinen
krankheitsbedingten körperlichen und psychologischen Problemen
und in seiner Auseinandersetzung mit der Umwelt zu helfen.

Sieht die Familie selbst in dem Patienten nur einen Stören-
fried, macht sie ihm Vorwürfe wegen seiner "krankheitsbedingten
Versagerrolle", so wird der Patient an seinem Krankheitslos
psychisch zerbrechen und alles, was mit Dialyse und Transplantation zusammenhängt, ablehnen. Sind solche unüberwindbaren
sozialen oder psychischen Probleme vor Beginn der Dialysebehandlung absehbar, *soll und muß man* auf die Dialysebehandlung
verzichten. Nach meinen Erfahrungen kann trotz aller psycho-
soziotherapeutischen Bemühungen solch eine Familie auf Dauer
nicht positiv zum Patienten umgestimmt werden. Die Alternative,
das Kind durch Unterbringung im Heim oder Internat (mit und
ohne Entmündigung der Eltern) von dieser sozialen Konfliktsituation zu befreien, scheitert einerseits an den fehlenden

Pflegeplätzen zum anderen an dem Wunsch der Kinder, trotz des
geschädigten Milieus in ihrer Familie zu verbleiben.

Ablehnung der Dialysebehandlung durch die Eltern

Identisch zu den unüberwindbaren sozialen und psychologischen
Problemen liegt die Problematik bei Ablehnung der Dialysebehandlung durch Eltern aufgrund von Unverständnis oder
religiösen Gründen. Auch hier wird man mit einer erzwungenen
Dialysebehandlung auf Dauer scheitern, da der Patient als Teil
seiner Familie an dieser Konfliktsituation zerbrechen wird.
Leichter fällt dann die Entscheidung bei einem überlegten
Neinsagen der Eltern; dieses *darf man voll akzeptieren*, da die
Eltern sich solch eine Entscheidung nicht leicht machen und sie
trotz der Todesbedrohung im Bewußtsein erfolgt, daß sowohl sie
selbst als auch das Kind die negativen therapeutischen
Konsequenzen einer Dialysebehandlung nicht ertragen werden
können. Dieser Fall ist vergleichbar dem terminalen niereninsuffizienten Erwachsenen, der voll bewußt aller Konsequenzen
eine Dauerdialysebehandlung für sich ablehnt.

Zusammenfassung

Aufgrund des vorher Gesagten kann man zusammenfassen, daß
heutzutage Kinder mit terminalem Nierenversagen prinzipiell
durch Dauerdialysebehandlung und Transplantation behandelt
werden sollten. Die Grenzen für die kindliche Dauerdialysebehandlung, in dem Sinne, daß man nicht dialysieren kann, soll
oder darf, bestehen bei folgenden Patientengruppen: Kinder
unter 4 Jahren, Kinder mit mentalen Entwicklungsstörungen ohne
ausreichende Möglichkeit zur Mitarbeit, Kinder mit schwerster
behindernder Grunderkrankung oder urämischer Komplikation ohne
ausreichende Möglichkeit zur Rehabilitation und gesellschaftlichen Integration, Kinder mit fortschreitender maligner
Grunderkrankung, Kinder mit innerfamiliären unüberwindbaren
sozio-psychologischen Problemen, Kinder, deren Eltern (im
seltensten Fall sie selbst) die Dialysebehandlung ablehnen.

Bei Aufstellung solcher Richtlinien mit Soll-, Kann- und
Darfgeboten, muß man sich immer wieder bewußt bleiben, daß der
Einzelfall mit seiner speziellen Problematik den Therapeuten
immer wieder veranlassen wird, diese Richtlinien außer Acht zu
lassen. Die Erfolge und Mißerfolge, die aus solchem Handeln
erwachsen, sollten für unsere zukünftigen Entscheidungen
richtungsweisend werden.

Literatur

1. Ahola T, Bjorkman H, Mäkelä P, Pasila M, Vilska J, Hallman N (1972)
   The low-weight groups and hemodialysis. Acta Paediatr scand 61:1
2. Baillod RA (1977) The future of the child with chronic renal
   failure. Vortrag anläßlich: Fourth International Symposium of

Paediatric Nephrology Association, 1.-4.8.1977, Helsinki, Abstracts S 28-29

3. Bulla M (1977) Dialyse im Kindesalter. Enke, Stuttgart
4. Bulla M (1977) Diätetische Behandlung der Niereninsuffizienz im Kindesalter. Akt Ernährung 1:21
5. Bulla M, Puyn U (1977) Kinderdialyse, Behandlungs- und Rehabilitationsproblem. Stand der derzeitigen therapeutischen Möglichkeiten. Nieren- und Hochdruck-Krankheiten 6:217
6. Bulla M, Müller J, Schmitz B, v.Pusch HH, Yuasa M, Heimann G (1975) Akute Niereninsuffizienz bei Neugeborenen und jungen Säuglingen. Nieren- und Hochdruckkrankheiten 6:232
7. Cameron JS (1973) The treatment of chronic renal failure in children. Causes, rate of detoration and survival data. Nephron 11:221
8. Chantler C, Holliday M (1973) Growth and calorie intake in renal failure. Clin Nephrol 1:230
9. Chantler C, El-Bishti M, Cox BD, Counahan R, Wass VJ (1976) Growth in children in renal failure. Probleme der Kinderdialyse, 7.-8.11.1975, Köln, Melsunger Med Mitteilungen 50:[Suppl II] 57
10. Chantler C, Donckerwolcke RA, Brunner FP, Gurland HJ, Hathway RA, Jacobs C, Selwood NH, Wing AJ (1977) Combined report on regular dialysis and transplantation of children in Europe, 1976. Proc Eur Dial Transplant Assoc 14:70
11. Dittrich H (1975) A-V-Fisteln bei Kindern. In: Bünger P, Schütterle G (Hrsg) 2. Dialyse-Ärzte-Workshop "Die Gefäßanschlüsse zur Hämodialyse", Timmendorfer Strand, 30.10.-1.11.1975, Travenol, München S 92
12. Donckerwolcke RA (1973) Growth and protein malnutrition in chronic renal failure. In: Lindholm T (Hrsg) Opuscula medico-technica lundensia: The Gambro-Symposium on paediatric haemodialysis in Lund, 1973. AB Skanska Centraltryckeriet, L-A Larsson, Lund, p 47
13. Donckerwolcke RA (1975) Ernährungsschwierigkeiten bei Kindern unter intermittierender Hämodialyse. Monatschr. Kinderheilkd 123:769
14. Fine RN (1973) Renal transplantation in children. Cours international de transplantation Lyon, 1972, Simed-Edition, Villeubranne, p 19
15. Fine RN, de Palma IR, Lieberman E, Donnel G, Gordon A, Maxwell MH (1968) Extended hemodialysis in children with chronic renal failure. J Pediat 73:706
16. Greifer J (1977) Selection of children with chronic renal failure for treatment. Vortrag anläßlich: Fourth International Symposium of Paediatric Nephrology Association, 1.-4.8.1977, Helsinki
17. Greminger RF, Ginsburg CM, Frelic RM, Sellers RG (1971) Hemodialysis in infants and children. Nebr Med J 56:110
18. Grushkin CM, Fine RN, Stiles O (1970) Extended hemodialysis in a infant. Acta Paediatr Scand 59:221
19. Grushkin CM, Korsch B, Fine RN (1972) Hemodialysis in small children. JAMA 221:869
20. Kjellstrand CM (1973) Technique of paediatric haemodialysis. In: Lindholm T (Hrsg) The Gambro-Symposium on paediatric haemodialysis in Lund, 1973. AB Skanska Centraltryckeriet, L-A Larsson, Lund, p 18
21. Kjellstrand CM, Shideman JR, Santiago EA, Mauer SM, Simmons RL, Buselmeier TJ (1971) Technical advances in hemodialysis of very small pediatric patients. Proc Clin Dial Transplant Forum 1:124

22. Kjellstrand CM, Mauer SM, Buselmeier TJ, Shideman JR, Meyer RM,
    v.Hartitzsch B, Simmons RL, Michael A, Vernier RL, Najarian JS
    (1973) Hemodialysis of premature and newborn babies. Proc Eur Dial
    Transplant Assoc 10:349
23. Lenoir G, Broyer M (1976) Ernährungsverhältnisse und Diät bei hämo-
    dialysierten Kindern. Probleme der Kinderdialyse, 7.-8.11.1975,
    Köln, Melsunger Med Mitteilungen 50:[Suppl II]37
24. Leumann LP, Wegmann W, Largiader F (1978) Prolonged survival after
    renal transplantation in primary hyperoxaluria of childhood. Clin
    Nephrol 9:29
25. Loirat C, Broyer M (1973) Hemodialyse chronique chez l'enfant.
    Cours international de transplantation, Lyon, 1972. Simped-Editions,
    Villeubranne, p 7
26. Mäkelä P (1973) Canulation in vein to vein haemodialysis in in-
    fants. In: Lindholm T (Hrsg) The Gambro-Symposium on paediatric
    haemodialysis in Lund, 1973. AB Skanska Centraltryckeriet, L-A
    Larsson, Lund, p 35-36
27. Mäkelä P, Ahola T, Björkman H, Pasila M, Vilska J, Hallman N (1972)
    Infant dialysis. Proc Eur Dial Transplant Assoc 9:187
28. Schärer K, Chantler C, Brunner FP, Gurland HJ, Jacobs C, Selwood NH,
    Spies G, Wing AJ (1975) Combined report on regular dialysis and
    transplantation of children in Europe, 1975. Proc Eur Dial Trans-
    plant Assoc 13:59
29. Shideman JR, Buselmeier TJ, Meyer RM, Kjellstrand CM (1973)
    Dialysis and transplantation. J Renal Technology 2:(3)20
30. Raimbault G (1973) Psychological aspects of chronic renal failure
    and haemodialysis. Nephron 11:252
31. Williams AV, Hargest TS, Wohltmann HJ (1969) Chronic hemodialysis
    of a 2-year-old child. Pediatrics 43:116
32. Wilson C (1973) Study of the influence of calory intake on the
    growth of children on chronic haemodialysis. In: Lindholm T (Hrsg)
    Opuscula medico-technica lundensia: The Gambro-Symposium on paedia-
    tric haemodialysis in Lund, 1973, AB Skanska Centraltryckeriet,
    L-A, Larsson, Lund, p 44

Dialyse bei Diabetes mellitus

D. Deppermann, Heidelberg

Bei der Behandlung des Diabetes mellitus ist der Arzt heutzutage in zunehmendem Maße mit den Komplikationen dieser Erkrankung befaßt. Unter diesen Komplikationen spielt die Erkrankung der Niere, die diabetische Nephropathie, in mehrfacher Hinsicht eine bedeutsame Rolle: Sie ist einmal in fast 50% der Fälle beim jugendlichen Diabetiker und in fast 6% der Fälle beim erwachsenen Diabetiker die Todesursache; zum anderen erfordert die mit der diabetischen Nephropathie schließlich einhergehende Einschränkung der Nierenfunktion eine besondere Beachtung bei der Pharmakotherapie des Diabetes mellitus; die diabetische Nephropathie prädisponiert darüber hinaus unter bestimmten Bedingungen für die Entstehung eines akuten Nierenversagens. Da die Zahl der Diabetiker, bei denen es zu einer vorübergehenden, lebensbedrohenden Einschränkung oder auch irreversiblen Aufhebung der Nierenfunktion gekommen ist, deutlich zugenommen hat, muß der Nephrologe erwarten, daß er in zunehmendem Maße nach dem Einsatz von Behandlungsverfahren wie Dialyse und Transplantation beim Diabetes mellitus befragt wird.

Dialyse bei akutem Nierenversagen

Der Diabetiker kann, wie jeder andere Patient, aus den bekannten Ursachen heraus ein akutes Nierenversagen entwickeln. Darüber hinaus gibt es aber beim Diabetiker mindestens 3 mehr oder weniger "diabetesspezifische" Situationen, in denen ein akutes Nierenversagen entstehen kann und die eine Dialysebehandlung erforderlich machen. Es handelt sich hierbei
1. um das diabetische Koma, d.h. die diabetische Ketoazidose bzw. das hyperosmolare, nicht-ketoazidotische Koma,
2. um die Biguanid-induzierte Lactatazidose und
3. um Kontrastmittel-Untersuchungen, wie z.B. Koronar-Angiographie, Ventrikulographie, Infusionsurogramm und Arteriographie.
An dieser Stelle soll nur auf das akute Nierenversagen nach Kontrastmittel-Untersuchungen eingegangen werden, da dies relativ wenig bekannt ist und für den betroffenen Patienten, weil irreversibel, zum "Weg" in die chronische Hämodialyse werden kann.

Erste Veröffentlichungen gehen zurück bis auf das Jahr 1968 [3]. Diaz-Buxo [5] berichtete 1975 über ein akutes Nierenversagen in 0,2% der Fälle nach Durchführung eines Ausscheidungs-

Urogrammes bei Diabetikern mit eingeschränkter Nierenfunktion.
Nach einer von Weinrauch 1977 veröffentlichten Untersuchung
[16] wurde ein akutes Nierenversagen bei 92% aller Diabetiker
beobachtet, bei denen ein Koronar-Angiogramm und eine Ventrikulographie durchgeführt wurden. 50% dieser Patienten mußten
dialysiert werden; 1/3 dieser Patienten mußte in das chronische
Hämodialyse-Programm übernommen werden.

Der Pathomechanismus des akuten Nierenversagens nach Kontrastmittel-Untersuchungen bei Diabetikern ist unbekannt. Offensichtlich besteht ein Zusammenhang zwischen der Häufigkeit des
Nierenversagens und der verwandten Kontrastmittelmenge. Bei
einer Kontrastmittelgabe von unter 50 ml wurde eine Verschlechterung der Nierenfunktion bisher nicht beobachtet. Eine gute
Rehydrierung des Patienten erscheint ebenfalls die Häufigkeit
dieser Zwischenfälle zu vermindern.

Dialyse bei chronischem Nierenversagen

Bei einem akuten Nierenversagen aus den oben genannten Gründen
heraus, ist die Dialysebehandlung auch bei einem Patienten mit
diabetischer Nephropathie im Regelfalle ein anerkanntes
Behandlungsverfahren. Eine große Unsicherheit besteht zur Zeit
jedoch bei der Entscheidung der Frage, ob ein terminalniereninsuffizienter Diabetiker in ein chronisches Dialyseprogramm
aufgenommen werden soll, ob eine Hämodialyse, Peritonealdialyse
oder Hämofiltration anwendbar ist, oder nicht von vornherein
die Nierentransplantation das Behandlungsverfahren der Wahl
darstellt.

Die Häufigkeit der terminalen Niereninsuffizienz als Folge der
diabetischen Nephropathie läßt sich ungefähr abschätzen: 2%
unserer Bevölkerung leidet an einem Diabetes mellitus; nach
Untersuchungen von Mehnert [11] beträgt der Anteil der
jugendlichen Diabetiker 10%. Aus Untersuchungen von Balodimos
wissen wir nun, daß 50% dieser Patienten als Folge der
diabetischen Nephropathie in der Urämie versterben; die
mittlere Lebenserwartung beträgt nach Stellung der Diagnose
"Diabetes mellitus" ungefähr 25 Jahre [8]. Mit Hilfe dieser
Zahl läßt sich abschätzen, daß wir in der Bundesrepublik
Deutschland pro Jahr und pro Mio. Einwohner mit rd. 30
Patienten zu rechnen haben, die als Folge einer diabetischen
Nephropathie urämisch geworden sind. Den praktischen Erfahrungen entsprechend, erscheint diese Zahlenangabe sehr hoch,
was am ehesten damit zu erklären ist, daß tatsächlich weniger
als 50% dieser Patienten als Folge der diabetischen Nephro-
pathie in der Urämie versterben. Die epidemiologischen
Untersuchungen von Ahlmen [1] sprechen von einer Urämie-
Häufigkeit bei Diabetikern von 22 Fällen pro Jahr und pro Mio.
Einwohner. Würden alle diese Patienten zur Behandlung angenom-
men, so wäre zu erwarten, daß 15% aller Patienten, die in
irgendeiner Form wegen einer Urämie behandelt werden, Diabetiker sind. Trotzdem die Zahl der dialysierten und transplantierten Diabetiker ständig steigt, zeigt ein Blick in die EDTA-
Statistik, daß dies nicht der Fall ist. Dem terminalnieren-

insuffizienten Diabetiker wurde und wird auch heute noch oft
der Zugang zu den nicht-konservativen Behandlungsverfahren,
Dialyse und Nierentransplantation, verweigert. Die Ursache
hierfür ist im wesentlichen darin zu suchen, daß die Letalität
und Morbidität dialysierter Diabetiker aufgrund der Komplikationen, mit denen sie in die Dialyse gehen, in den zurückliegenden Jahren sehr schlecht gewesen ist. Als ein Beispiel
hierfür möge eine 1972 von Ghavamian publizierte Arbeit zitiert
werden [7]. Von 9 dialysierten Diabetikern überlebten nach 1
Jahr noch gerade 22%. Eine ähnliche Erfahrung wurde kürzlich in
Deutschland von Küppers mitgeteilt [9]. Auf diesem Hintergrund
ist es nur zu verständlich, wenn Diabetiker nur vereinzelt in
das Programm der chronischen intermittierenden Hämodialyse
aufgenommen werden.

Die Erfahrungen, die insbesondere in der Dialyse- und Transplantationsbehandlung von Diabetikern in den USA gesammelt
werden konnten, zeigen jedoch deutlich, daß hier ein Wandel
eingetreten ist. Die Ermittlung der Überlebensrate dialysierter
Diabetiker in den Jahren 1972-1976 in Minneapolis ergab,
daß die Überlebenschancen in den ersten 2 Jahren bei 85% bzw.
55% liegen [14]. Die 3-Jahres-Überlebensrate liegt bei rd. 55%
[14]. Ähnliche Zahlen werden beispielsweise auch vom New
England Deaconess Hospital in Boston vorgelegt. Nach 1 Jahr
überleben 77% und nach 2 Jahren etwas mehr als 48% der
dialysierten Diabetiker [8]. Ma u. Mitarb. [10] berichten über
eine 1-Jahres-Überlebensrate von 86%. Im Mittel sind 52% dieser
Patienten sozial gut rehabilitiert. Wegen dem andersartigen
sozialen Hintergrund der in den USA dialysierten Diabetiker
können diese Zahlen jedoch nicht auf Deutschland übertragen
werden.

Der personelle Aufwand bei der Behandlung dieser Patienten ist
ohne Zweifel größer, auch liegt die Morbidität im Vergleich zu
den Nicht-Diabetikern deutlich höher.

Der Gefäßanschluß als Vorbereitung auf die chronische Hämodialyse stellt nur in wenigen Fällen ein unüberwindbares Hindernis
dar und tritt dann vorzugsweise bei älteren Patienten auf. Hier
können die Probleme dann jedoch so groß sein, daß eine
Hämodialyse praktisch undurchführbar ist und der Patient
peritoneal dialysiert werden muß. Wir selber haben die
Erfahrung gemacht, daß sich die Ciminofisteln, die bei unseren
diabetischen Patienten angelegt wurden, langsamer
entwickeln als bei Nicht-Diabetikern. Wir würden empfehlen, den
Patienten 3-4 Monate vor dem geplanten Beginn der Hämodialysebehandlung zu fisteln.

Unter den verschiedenen, zur Urämie führenden Nierenerkrankungen zeigt die diabetische Nephropathie den raschesten Verlauf
[1]. Wenn das Plasma-Kreatinin erst einen Wert von 5 mg%
erreicht hat, dauert es im Regelfalle 6 Mon. bis zum Tod in der
Urämie. Hiervon gibt es selbstverständlich Ausnahmen. Diese
letzte Phase der Erkrankung ist durch eine rasch progrediente
Zunahme an Komplikationen gekennzeichnet. Der volumen-vermit-
telte Hypertonus der diabetischen Nephropathie wird konservativ

nur schwer therapierbar und hat erhebliche Rückwirkungen auf
die Nierenfunktion selber und auf die in diesem Stadium der
Erkrankung praktisch immer bestehende diabetische Retinopathie.
Es kommt häufig zu einer deutlichen Verschlechterung des Visus
bis hin zur Erblindung des betroffenen Patienten.

Der Einsatz der Dialyse- bzw. Transplantationsbehandlung sollte
deshalb beim Diabetiker wesentlich früher erfolgen als beim
Nicht-Diabetiker. Die diabetische Retinopathie, die praktisch
immer mit der Nephropathie assoziiert ist und oft zur Erblindung führt, sollte frühzeitig durch eine Laser- bzw. Xenon-
Koagulation angegangen werden. Das gilt insbesondere auch für
die proliferative diabetische Retinopathie mit ihrer hohen
Erblindungsfrequenz. Die amerikanische DRS konnte zeigen, daß
durch den Einsatz dieser Behandlungsmethoden die Häufigkeit der
Erblindung von 20 auf 7% gesenkt werden konnte [6]. Der
Beobachtungszeitraum betrug dabei 28 Monate.

Es hat bisher nicht an Versuchen gefehlt, eine Differential-
therapie der terminalen Niereninsuffizienz beim Diabetes
mellitus zu erstellen. Insbesondere wird die Peritonealdialyse
zur Behandlung empfohlen, wenn eine schwerere Retinopathie
vorliegt [15]. Die Vorstellung hierbei ist, daß durch die
fehlende Anwendung von Heparin während der Peritonealdialyse
Blutungen am Augenhintergrund seltener auftreten und dadurch
die Gefahr der Erblindung vermindert wird. Könnte dies
zweifelsfrei nachgewiesen werden, so wäre das ein gewichtiges
Argument für den Einsatz der Peritonealdialyse bei der
Behandlung terminalniereninsuffizienter Diabetiker. Dieser
zweifelsfreie Nachweis steht jedoch noch aus. Auch unter der
Peritonealdialyse werden Erblindungen beobachtet [4] und
Visusverschlechterungen sind auch bei primärnierentransplantier-
ten Diabetikern bekannt, die kein Heparin im Verlaufe ihrer
Behandlung erhalten haben (Kjellstrand CM, persönliche
Mitteilung). Unterschiede in der Häufigkeit der Visusver-
schlechterung können sich dadurch erklären lassen, daß die
Vergleichbarkeit der Kollektive (im Hinblick auf den Schweregrad der Retinopathie bei Behandlungsbeginn) nicht gewähr-
leistet ist.

Die Bemühungen um eine Differential-Therapie der diabetischen
Nephropathie durch den Einsatz von Hämodialyse, Peritonealdialyse oder Hämofiltration werden sicherlich nicht die
entscheidenden Verbesserungen in der Behandlung der terminal-
niereninsuffizienten Diabetiker bringen. Einen ganz anderen
Stellenwert hat aber die Nierentransplantation. Die ersten
Erfahrungen über eine größere Anzahl von Nierentransplantationen bei Diabetikern liegen von 2 amerikanischen Arbeitsgruppen
vor [12, 13]. Im Hinblick auf die Lebensqualität und die
sozialen und beruflichen Rehabilitationschancen scheint die
Transplantation einer Verwandten-Niere das beste Behandlungsverfahren darzustellen. Im Hinblick auf die Überlebensraten
ergeben sich in den ersten beiden Behandlungsjahren keine
statistischen signifikanten Unterschiede.

Die Dialyse und Transplantationsbehandlung niereninsuffizienter
Diabetiker steht bei uns im Augenblick da, wo die Dialyse und
Transplantation von Nicht-Diabetikern noch selber vor einigen
Jahren stand. Die in der Zwischenzeit, insbesondere von
Arbeitsgruppen in den USA erzielten Behandlungsergebnisse
sollten Anlaß sein, den Einsatz der nicht-konservativen
Behandlungsverfahren beim Diabetiker erneut zu überdenken und
die bisherige Zurückhaltung dieser Patientengruppe gegenüber
aufzugeben. Der Diabetiker steht nicht außerhalb der Grenzen
der chronischen Dialysebehandlung.

Literatur

1. Ahlmen J (1975) Incidence of chronic renal failure. Acta Med Scand
   198:[Suppl] 582
2. Balodimos MC (1971) Diabetic nephropathy. In: Marble A, White P,
   Bradley RF, Krall LP (eds) Joslin's diabetes mellitus. Lea and
   Febiger, Philadelphia, p 526
3. Bergmann LA, Ellison MR, Dunea G (1968) Acute renal failure after
   drip-infusion pyelography. N Engl J Med 279:1277
4. Blumenkrantz MJ, Kamdar A, Coburn JW (1977) Peritoneal dialysis for
   diabetic patients with end-stage nephropathy. Dial Transplant 6:47
5. Diaz-Buxo JA, Wagoner RD, Hattery RR, Palumbo PJ (1975) Acute renal
   failure after excretory urography in diabetic patients. Ann Intern
   Med 83:155
6. DRS (1976) Preliminary report on effects of photocoagulation
   therapy. Am J Ophthalmol 81:1
7. Ghavamian M, Gutch ChF, Kopp KF, Kolff WJ (1972) The sad truth about
   hemodialysis in diabetic nephropathy. JAMA 222:1386
8. Kassisieh SD, Yen NC, Lazarus JM, Lowrie EG, Goldstein HH, Takacs
   FJ, Hampers CL, Merrill JP (1974) Hemodialysis - related problems in
   patients with diabetes mellitus. Kidney Int 6:[Suppl 1] 100
9. Küppers H, Schnurr E, Grabensee B (1977) Hämodialyse bei Diabetikern
   mit terminaler Niereninsuffizienz. Dtsch Med Wochenschr 102:1716
10. Ma KW, Masler DS, Brown DC (1975) Hemodialysis in diabetic patients
    with chronic renal failure. Ann Intern Med 83:215
11. Mehnert H, Sewering H, Reichstein W, Vogt H (1968) Früherfassung von
    Diabetikern in München 1967/68. Dtsch Med Wochenschr 43:2044
12. Najarian JS, Sutherland DER, Simmons RL, Howard RJ, Kjellstrand CM,
    Mauer SM, Kennedy W, Ramsay R, Barbosa J, Goetz FC (1977) Kidney
    transplantation for the uremic diabetic patient. Surgery 144:682
13. Palumbo PJ, Woods JE, Johnson WJ (1974) Diabetic nephropathy and
    renal transplantation. Minn Med 57:356
14. Rao KV, Sutherland D, Kjellstrand CN, Najarian JS, Shapiro FL
    (1977) Comparitive results between dialysis and transplantation in
    diabetic patients. Trans Am Soc Artif Intern Organs 23:427-432
15. Rubin JE, Friedman EA (1977) Dialysis and transplantation of dia-
    betics in the United States. Nephron 18:309
16. Weinrauch LA, Healy RW, Leland OS, Goldstein HH, Kessissieh SD,
    Libertino JA, Takacs FJ, D'Elia JA (1977) Coronary angiography and
    acute renal failure in diabetic acotemic nephropathy. Ann Intern
    Med 86:56

Dialyse bei Systemkrankheiten und malignen Tumoren

H.H. Edel, München

Der mir erteilte Auftrag enthält 2 Fragestellungen: Die
datenorientierte, *empirisch-statistische Bilanz* der Dialyse-
ergebnisse bei Systemkrankheiten unter dem Gesichtspunkt der
"Machbarkeit", und die Frage nach der *ärztlichen Bewertung* der
Behandlungsergebnisse, die sich nicht auf die Kalkulation von
Überlebensarten beschränken darf, sondern auch ein Urteil über
den kurativen Erfolg, gemessen an der erreichten Lebensqualität
des Kranken, abgeben muß.

Obwohl die Indikation zur Langzeitdialyse bei nichtrenalen
systemischen Grund- und Begleitkrankheiten zunehmend akzeptiert
wird, wie von Sellers und Grall formuliert - "While there ist
no longer controversy about whether or not patients with
systemic or metabolic diseases should be accepted for chronic
dialysis therapy . . ." [14] liegen zur Zeit nur für wenige
Systemkrankheiten ausreichende Fallzahlen vor, die eine
statistische Auswertung der Ergebnisse zulassen.

Tabelle 1 gibt einen Überblick über die in den Berichtsjahren
1975 und 1976 dem EDTA-Register gemeldeten Patientenzahlen mit
systemischen oder metabolischen Grundkrankheiten. Der Anteil

Tabelle 1. Anzahl dialysierter oder transplantierter Patienten bei verschiedenen Grundkrankheiten (EDTA Report VI, 1976, VII, 1979)

	Patientenzahl		
	Dialysebehandlung		Transplantation
	1975	1976	
Glomerulonephritis	13.713		
Diabetes	639	730	190
Amyloidose	260	328	46
Gicht	226	277	33
LE	194	217	46
Nierentumoren	64	68	10
Plasmozytom	34		
Oxalose	21	29	16
Zystinose	18	14	16

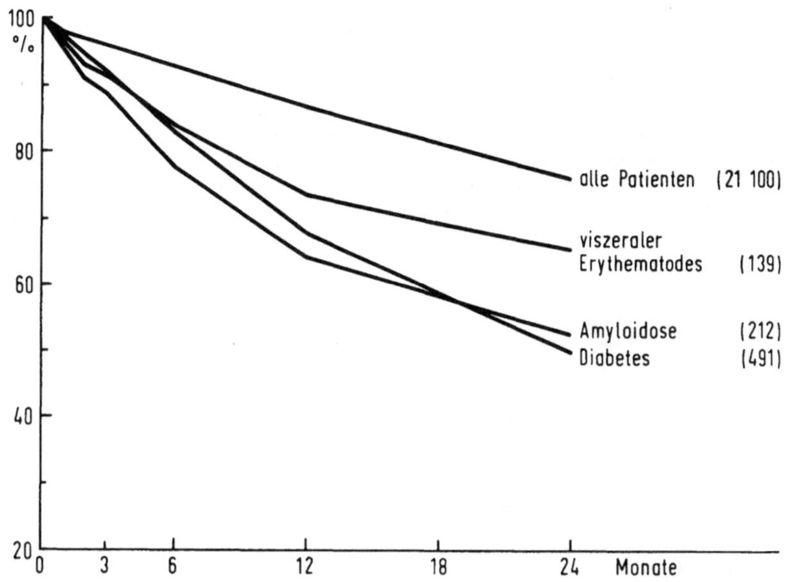

Abb. 1. Vergleich der Überlebensraten unter Klinikdialyse für viszeralen
Erythematodes, Amyloidose und Diabetes gegenüber dem Gesamtkollektiv der
erfaßten Dialysepatienten (EDTA Report VI, 1976)

der einzelnen Krankheitsgruppen beträgt max. 2% bezogen auf die
größte Diagnosegruppe der Glomerulonephritiden. Für die
weiteren Überlegungen sind wir deshalb überwiegend auf die
Bewertung kasuistischer Mitteilungen und Erfahrungen angewie-
sen.

Ein statistischer Vergleich der Überlebensraten war aus den
genannten Gründen bisher nur für die Grundkrankheiten
Amyloidose, Diabetes und viszeraler Erythematodes möglich
(Abb. 1).

Der EDTA-Report des Jahres 1975 errechnete beim Vergleich der
kumulativen Überlebensraten des Gesamtkollektivs der dialysierten Patienten bei der Grundkrankheit Amyloidose ein um 23%, bei
Erythematodes um 1o% ungünstigeres 2-Jahresüberleben. Bezogen
auf diese beiden Beispiele ergibt sich somit zwar eine
signifikant höhere Mortalität (und wahrscheinlich auch
Morbidität) unter Langzeitdialyse gegenüber primären oder
ausschließlich renalen Grundkrankheiten, die Behandlungsergebnisse sind aber nicht entmutigend und rechtfertigen den
jährlich ansteigenden Anteil der Systemkrankheiten am Gesamtkollektiv. Soweit die mir zugänglichen statistischen Daten. Die
folgenden Anmerkungen müssen sich zwangsläufig auf kasuistische
klinische Erfahrungen beschränken.

Erythematodes visceralis

In der Gruppe der vaskulär geprägten Systemkrankheiten ergibt
sich beim viszeralen Erythematodes am häufigsten die Indikation
zur Langzeitdialyse, während Sklerodermie, Panarteriitis und
andere Vaskulitisformen auf Einzelfälle beschränkt sind.
Übereinstimmung besteht in der Erfahrung, daß mit zunehmender
Dialysedauer in der Regel die immunologische Aktivität abnimmt
und immunsuppressive Maßnahmen reduziert werden können [5,
12, 13]. Die zitierte Übersterblichkeit von ca. 10% nach 2
Jahren gegenüber dem Gesamtkollektiv unter Klinikdialyse wird
überwiegend durch steroidbegünstigte Infektionen und zentral-
nervöse Komplikationen des LE verursacht. Die jedem Kliniker
vertrauten Schwankungen der Krankheitsaktivität mit der Chance
der spontanen Teilremission, und andererseits die Erfolge der
kombinierten Therapie mit immunsuppressiven Medikamenten und
Plasmaphorese in schwersten, scheinbar therapierefraktären
Fällen, rechtfertigen generell den Einsatz der Dialyse bei
dieser Erkrankung.

Amyloidose

Eine vergleichbare Situation trifft für die Amyloidose zu,
sofern die Nierenfunktion als einzige vitale Organfunktion
betroffen ist. Dabei ist es irrelevant, ob eine primäre
Amyloidose bzw. Amyloidose bei Plasmozytom mit "Amyloid light
chain protein" vorliegt, oder eine sekundäre Form bei
chronisch entzündlichen Erkrankungen, familiärem Mittelmeerfieber oder malignem Lymphom. Bereits 1973 hat eine von Jones
veranlaßte Umfrage für 25 der 3o dabei erfaßten Patienten die
Frage nach zusätzlichen, Amyloidose-spezifischen Problemen der
Dialysebehandlung verneint. Ari u. Mitarb. [1] erzielten bei 1o
Patienten mit familiärem Mittelmeerfieber und Amyloidose völlig
identische Behandlungsergebnisse wie bei anderen renalen
Grundkrankheiten mit einem 5-Jahresüberleben von 70% unter
Dialyse. Es war dabei keine Häufung von dialyseerschwerenden
Komplikationen (z.B. Shunt-Komplikationen, Hypertonie)
festzustellen. Jones hat diese Erfahrungen 1976 folgendermaßen
resümiert [10]: "It seems unjustified at present to withold
regular dialysis or cadaveric transplantation from a patient
solely because renal failure is due to amyloidosis."

Eine Einschränkung dieser Aussage gilt allerdings für die Fälle
mit diffuser Amyloid-Kardiomyopathie (Kardiomegalie, multiple
Rhythmusstörungen, oft intraktable Hypotonie). Ihre meist
kurzfristig infauste Prognose wird durch eine Dialysebehandlung
nicht erkennbar verbessert. So ist auch die aus der Statistik
zu ersehende Übersterblichkeit der Amyloidose-Kranken
überwiegend durch kardiale Komplikationen verursacht. Im
Einzelfall - bei therapieresistenter Herzinsuffizienz und
permanenten bedrohlichen Rhythmusstörungen - kann die Indikation zur Langzeitdialyse fragwürdig, zumindest diskutabel sein.
Eine Regel läßt sich für diese seltenen Fälle nicht angeben.

Oxalose und Zystinose

Die vorliegenden Einzelbeobachtungen und das Ergebnis einer
Gemeinschaftsstudie von Jacobs u. Mitarb. [7] im Rahmen der
EDTA rechtfertigen eindeutig die Indikation zur Langzeitdialyse
bei primärer Hyperoxalurie (Oxalose). Die mittlere Überlebenszeit der zum 1. Januar 1975 erfaßten Patienten betrug 30,4 Mon.
(6-1o2 Mon.). Die kumulative Überlebensrate ist ungünstiger als
im Dialyse-Gesamtkollektiv, wofür die aus der Pathophysiologie
dieses Stoffwechselleidens resulierenden Komplikationen
verantwortlich sind: Periphere arterielle Verschlußkrankheit
mit ischämischen Komplikationen, Herzrhythmusstörungen,
Myokardiopathien und Polyneuropathien, alle verursacht durch
Kalziumoxalatablagerungen in den Geweben. Hinzu kommt eine von
Jacobs u. Mitarb. [8] beschriebene chronische Verbrauchskoagulo-
pathie. Es ist vorläufig nicht gesichert, ob durch frühzeitigen
Dialysebeginn - etwa bei einer Kreatinin-Clearance von 10
ml/min. - und ein an der Oxalsäurekonzentration im Plasma
orientiertes Dialyseschema bei gleichzeitiger Langzeit-Hepari-
nisierung die erwähnten ischämischen Komplikationen verhindert
werden können.

Zystinose und *Zystinurie* in ihren verschiedenen Formen scheinen
nach den spärlichen Berichten, die mir zugänglich waren, für
die Langzeitdialyse keine speziellen Probleme aufzuwerfen.
Hierzu sollten wir aber unsere pädiatrischen Kollegen hören.
Günstige Ergebnisse wurden für die Transplantation bei
Zystinose mitgeteilt, da hierbei - im Gegensatz zur Hyper-
oxalurie mit progredienter Ablagerung von Oxalsäure in der
Transplantatniere - nur sehr langsam eine Schädigung des
Transplantats durch immigrierende zystinbeladene Zellen
stattfindet.

Die *Gicht* als Ursache eines chronischen Nierenversagens bietet
für die Dialysebehandlung keine Besonderheiten.

Malignome

Die letzte der zu besprechenden Gruppen von Systemkrankheiten
bereitet der rationalen, überprüfbaren Stellungnahme die
größten Schwierigkeiten: Es ist die Frage nach dem Sinn, der
Angemessenheit, mithin der ärztlichen Indikation zur Langzeitdialyse bei malignen Tumorkrankheiten. Hierzu liegen keine
statistisch auswertbaren Fallzahlen vor. Die zunehmende Zahl
von Patienten mit Nierentumoren im EDTA-Bericht (68 im
Berichtsjahr 1976) läßt vermuten, daß hier trotz des Tumorleidens eine vernünftige Behandlungschance gesehen wird. Unsere
eigenen Erfahrungen an 2 derartigen Fällen sprechen für diese
Tendenz: Bei beiden Patienten mußte wegen Metastasierung eines
ausgedehnten Hypernephroms in die kontralaterale Niere die
bilaterale Nephrektomie erfolgen. Nach bisher 4jähriger und
17monatiger Dialysebehandlung sind beide Patienten gut
rehabilitiert und - mit Ausnahme einer Blasenmetastase, die
lokal behandelt werden konnte - frei von weiteren Fernmeta-
stasen.

Neben vereinzelten Kasuistiken ist mir nur eine retrospektive
Studie von Baumgartner [2] aus Buffalo bekannt, die 30
Patienten mit Karzinomerkrankungen unter Langzeitdialyse
umfaßt. 8 Patienten (25%) überlebten länger als 5 Jahre ohne
schwerwiegende Komplikationen, die längste Überlebenszeit in
dieser Gruppe beträgt 10 Jahre. Diese Resultate sind auch
deshalb bemerkenswert, weil verschiedene Autoren eine erhöhte
Tumorinzidenz bei Patienten mit chronischer Niereninsuffizienz
errechnet haben, die mit dem immunsupprimierten Dauerzustand
des Organismus bei Urämie erklärt wird und somit eigentlich
eine Begünstigung von Tumorwachstum und -ausbreitung zu
erwarten wäre.

Chavaz aus der Gruppe von Richet berichtet über relativ
ungünstige Ergebnisse bei 4 Plasmozytomkranken (Überlebens-
zeiten nach Beginn der Dialyse von 3, 6, 8 und 27 Mon.) und
stellt die Indikation zur Langzeitdialyse in Frage, wenn unter
Chemotherapie die Niereninsuffizienz fortschreitet. Leech u.
Mitarb. konnten andererseits bei 2 Patienten, bei denen die
Plasmozytomniere im Vordergrund stand, über 25 bzw. 15 Mon. ein
befriedigendes Rehabilitationsergebnis erzielen. Auch Vaziri u.
Mitarb. (1977) haben neuerdings über ausgezeichnete Langzeitergebnisse bei 5 Myelomkranken berichtet, die trotz ausgedehn-
ter extrarenaler Komplikationen des Grundleidens unter niedrig
dosierter chemotherapeutischer Behandlung durch Dialyse nicht
nur am Leben, sondern auch in gutem Allgemeinzustand gehalten
werden konnten.

Aufgrund ihrer Erfahrungen bestreiten Vaziri u. Mitarb. die
Berechtigung, wegen eines generalisierten Tumorleidens die
Dialysebehandlung grundsätzlich zu verweigern, ein Standpunkt,
der z.B. auch von Wiederkehr u. Mitarb. (1976) bezüglich des
Plasmozytoms mit terminaler Niereninsuffizienz vertreten wird.

Diese Beispiele zeigen, daß wir hier über keine gesicherten
Erfahrungen verfügen, die Entscheidung also im Einzelfall
aufgrund der individuellen Voraussetzungen getroffen werden
muß. Wichtige Kriterien sind dabei die Art und Ausdehnung der
Tumorkrankheit, die prognostischen Erfolgschancen der Chemotherapie, und - am wichtigsten - die Entscheidung des
Patienten, wenn diese frei, ohne Manipulation getroffen wird.

Verbindliche Richtlinien oder fundierte Entscheidungshilfen
sind bei diesem Erkenntnisstand kaum zu formulieren. Auch die
auf einem Mehrheitsbeschluß beruhende Empfehlung eines
Rundtischgesprächs auf dem 80. Deutschen Internistenkongreß
1974, wonach die Dialyse gerechtfertigt ist, sofern die
Lebenserwartung infolge nicht renaler Grund- oder Begleit-
krankheit mindestens 3-6 Mon. beträgt, ist letztlich nicht
relevant, weil sie die Qualität dieser Lebensverlängerung nicht
berücksichtigt, was immer an "Nettoglück" der einzelne darunter
verstehen mag. Die Entscheidung impliziert ein hohes Maß an
medizinischem Sachverstand und ärztlicher Verantwortung.

Für mich liegt hier das stärkste Argument für die Integration
der Dialysetherapie in die klinische Medizin.

Literatur

1. Ari JB, Zlotnik M, Oren A, Berlyne GM (1976) Dialysis in renal
   failure caused by amyloidosis of familial mediterranean fever.
   A report of 10 cases. Arch Intern Med 136:449
2. Baumgartner G, Major A, Merrin CE (1976) Hemodialysis in patients
   with carcinoma. J Surg Oncol 8:339
3. Buchborn E, Edel H, Gurland HJ, Ketzler K, Kluthe R, Lohmann R,
   Losse H, Renner E (1974) Differentialtherapie der terminalen Niereninsuffizienz. Rundtischgespräch. Verh Dtsch Ges Inn Med 80:654
4. Chavaz A, Mignon F, Kaufer A, Richet G (1976) Traitement de l'insuffisance rénale du myelome multiple par l'hémodialyse chronique.
   A Propos de 4 cas. Nouv Presse Méd 5:565
5. Coplon N, Siegel R, Fries J (1972) Hemodialysis in end-stage lupus
   nephritis. Trans Am Soc Artif Intern Organs 19:302
6. Gurland HJ, Brunner FP, Chantler C, Jacobs C, Schärer K, Selwood NH,
   Spies G, Wing AJ (1976) Combined report on regular dialysis and
   transplantation in Europa VI, 1975. Proc Eur Dial Transplant Assoc 13:3
7. Jacobs C, Rottembourgh J, Reach J, Legrain M (1975) Terminal
   renal failure due to Oxalosis in 14 Patients. Proc Eur Dial
   Transplant Assoc 11:359
8. Jacobs C, Rottembourgh J, Reach J, Thibault P (1975) Peut-on traiter
   efficacement l'insuffisance rénale terminale de l'oxalose primitive?
   In: Kuess R, Legrain M (eds) Seminaires d'uro-Néphrologie. Masson,
   Paris, p 147
9. Jacobs C, Brunner FP, Chantler C, Donckerwolcke R, Gurland HJ,
   Hathway R, Selwood NH, Wing AJ (1977) Combined report on regular
   dialysis and transplantation in Europe, VII, 1976. Proc Eur Dial
   Transplant Assoc 14:58
10. Jones NF (1976) Renal amyloidosis: pathogenesis and therapy. Clin
    Nephrol 6:459
11. Leech SH, Polesky HF, Shapiro FL (1972) Chronic hemodialysis in
    myelomatosis. Ann Intern Med 77:239
12. Merry JPh (1977) Etude critique du traitemend des néphropathies
    lupiques. Ann Med Interne (Paris) 128:9
13. Rao TKS, Maxey RW, Ginzler E, Kountz SL, Butt KM, Friedmann EA
    (1977) Hemodialysis and transplantation in patients with uremia due to
    systemic lupus erythematosus (SLE). 2nd Int. Symp. Artif. Organs,
    Tokio
14. Sellers AL, Gral Th (1976) Morbidity and mortality in patients undergoing
    maintenance hemodialysis. In: Massry SG, Sellers AL (eds) Clinical
    aspects of uremia and dialysis. Thomas, Springfielt, p. 616
15. Vaziri ND, Goldman R, Schultze RG, Lee DBN, Rosen SM (1977)
    Maintenance hemodialysis in myeloma kidney disease. West J Med 126:91
16. Wiederkehr JL, Marichal JF, Triby F (1976) L'insuffisance rénale du
    myélome multiple et son traitement par l'hémodialyse périodique. Nouv
    Presse Med 5:1698

Gefäßanschluß als limitierender Faktor

K. Rath, Köln

Der Zugang zum Gefäßsystem des niereninsuffizienten Patienten
ist eine unabdingbare Voraussetzung, ohne die eine Dauer-
hämodialysebehandlung nicht möglich ist. Der Fortschritt in der
Behandlungstechnik sowie die zunehmende Erfahrung in der
Betreuung dieser Patienten hat eine Ausweitung der Indikationsstellung zugelassen. Gerade die heute besprochenen Patientengruppen bereiten häufig bei der Schaffung und Erhaltung eines
ausreichenden Gefäßzuganges erhebliche Schwierigkeiten, die
überwunden werden müssen. Es liegt deshalb nahe, darin einen
limitierenden Faktor für die Durchführung der Behandlung zu
sehen. Allerdings muß festgestellt werden, daß in den voraus-
gegangenen Referaten dieses Problem nicht besonders hervorgehoben wurde.

Das Thema "Gefäßanschlüsse zur Hämodialyse" ist bei dem
Dialyse-Ärzte-Workshop 1975 ausführlich behandelt worden. Es
sind seitdem eigentlich nur wenige neue Aspekte hinzugekommen.
Ich will mich deshalb darauf beschränken, unsere eigenen
Erfahrungen mit den verschiedenen Methoden kurz darzustellen
und die möglichen Grenzen mit Ihnen zu diskutieren. Gefäß-
chirurgische Einzelheiten interessieren hier nicht.

Wir betreuen z.Z. 180 Dauerdialysepatienten im Alter zwischen
20 und 72 Jahren über einen Zeitraum bis zu 10 Jahren. Seit
1972 haben wir 486 subkutane A-V-Fisteln angelegt. Wir gehen
folgendermaßen vor: Die Patienten werden rechtzeitig vor
Dialysebeginn mit einer peripheren Unterarmfistel möglichst
unter *Verwendung ortsständiger Venen* versorgt, vorzugsweise im
Bereich der arteria radialis. Die arteria ulnaris dient als
Zufluß, wenn die vena basilica die einzige brauchbare Vene
darstellt. Punktionsschwierigkeiten müssen bei dem Verlauf
dieses Gefäßes in Kauf genommen werden. Ist auch dies nicht
möglich, kommt als nächste Region die Gabelung der Unterarm-
arterien unterhalb der Ellenbeuge oder die arteria brachialis
in der Ellenbeuge in Betracht. Häufig verlagern wir zusätzlich
die vena basilica [10] am Oberarm in das subkutane Fettgewebe.
Dadurch wird eine meist großlumige Vene über eine Strecke von
bis zu 10 cm der perkutanen Punktion zugänglich. Der Eingriff
ist nicht sinnvoll, wenn bei adipösem Oberarm oder bei weit
distaler Einmündung der vena basilica in die vena brachialis
eine ausreichende Mobilisation des Gefäßes nicht möglich ist.
Mit den bisher genannten Verfahren konnten wir über 90% aller
Patienten, die zur Dialysebehandlung anstanden, primär
versorgen.

Wenn ortsständige Venen nicht oder nicht mehr verwendbar sind,
wird die *Implantation von Ersatzgefäßen* notwendig. Da alle
verfügbaren Implantate eine begrenzte Funktionsdauer zeigen,
ist insbesondere hier eine langfristige Planung des Vorgehens
im Rahmen eines einheitlichen Konzeptes zur Lösung der
Gefäßprobleme erforderlich, damit später notwendige Zweit-
eingriffe nicht unnötig erschwert werden. Wir nutzen auch hier
zunächst die peripheren Arterien am Unterarm, deren kleines
Kaliber gelegentlich technische Probleme bei der Anastomosie-
rung bietet. Als venösen Abfluß nehmen wir die größte auffind-
bare Vene im Bereich der Ellenbeuge oder am Oberarm. Nicht mehr
revidierbare thrombosierte Interponate werden durch neue
ersetzt. Die Anastomosen sind dann weiter proximal lokalisiert.
In 5 Fällen (3mal nach Thrombosierung der vorverlagerten vena
basilica am Oberarm) waren wir gezwungen, die arteria brachialis durch eine Gefäßprothese mit der vena axillaris zu
verbinden.

Besondere Schwierigkeiten ergeben sich, wenn bei Vorliegen
einer fortgeschrittenen generalisierten Gefäßerkrankung die
peripheren Arterien nicht verwendbar sind, so daß primär nur
stammnahe Arterien zur Anlage einer Ciminofistel zur Verfügung
stehen. Diese Patientengruppe stellt hohe Anforderungen an die
technische Fertigkeit und den Einfallsreichtum des Gefäß-
chirurgen. Nach Ausnutzung der Möglichkeiten am Oberarm kommt
als letzte Gefäßprovinz der Oberschenkel in Frage. Wir haben
bisher bei 4 Patienten eine Gefäßprothese am Oberschenkel
zwischen arteria femoralis superficialis und vena saphena magna
bzw. vena femoralis implantiert. In 3 Fällen waren rekonstruk-
tive Maßnahmen im Bereich der Arterie notwendig. Bei einem
weiteren Patienten haben wir kürzlich einen femoropoplitealen
Bypass angelegt, der in einer 2. Sitzung durch eine weitere
Gefäßprothese mit der vena femoralis verbunden werden soll.

Bei der *Wahl des Gefäßersatzes* bestehen folgende Möglichkeiten:

Die *autologe* vena saphena magna [8] haben wir zwischen 1972 und
1974 in 11 Fällen an die obere Extremität transplantiert.
Frühthrombose, Infekt oder Aneurysmabildungen traten dabei
nicht auf. Eine Funktionsdauer von mehr als 2 Jahren konnten
wir allerdings nur in Einzelfällen (kurzstreckige großlumige
Interponate) erreichen. Die aus der rekonstruktiven Gefäß-
chirurgie bekannten degenerativen Veränderungen in autologen
Venentransplantaten [13, 11] sind auch hier zu beobachten. Die
stenosierende Intimaproliferation tritt insbesondere an der
abführenden Anastomose (Abb. 1) sowie zusammen mit Parietal-
thrombosen im Bereich von Punktionsstellen auf (Abb. 2). Eine
Wiederherstellung der Strombahn gelingt meist nicht ohne
Zerstörung der Gefäßwand. Weitere Nachteile des Verfahrens sind
der hohe operative Aufwand und die begrenzte Verfügbarkeit
autologer Venen.

Homologe Venen [14], insbesondere Nabelschnurvenen [1, 9, 7]
haben wir bisher nicht zur Anlage von Ciminofisteln verwandt.
Heterologe Gefäße (Rinder- bzw. Kälberkarotiden) haben wir nach
ersten Erfahrungsberichten [5] in 25 Fällen implantiert. In der

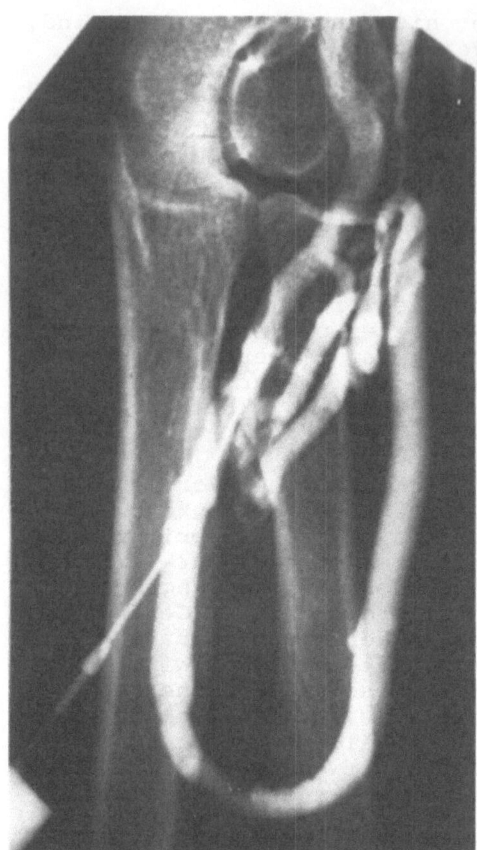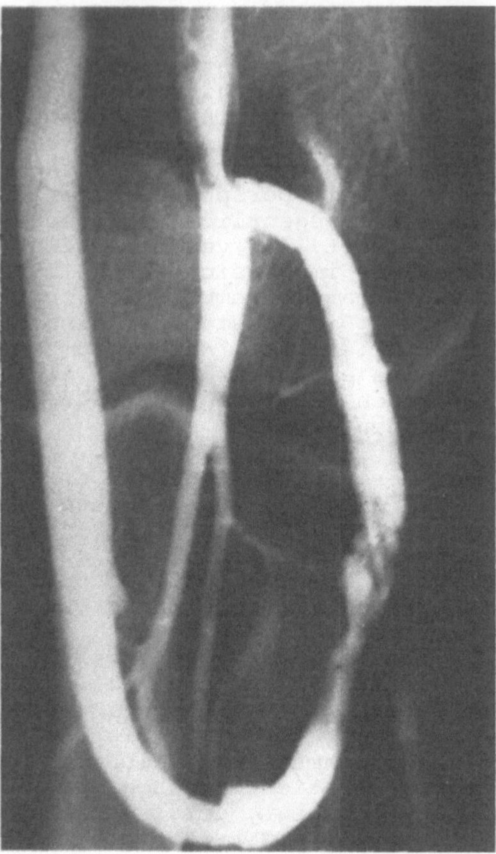

Abb. 1. Autologe vena saphena magna, Interponat zwischen arteria brachialis
(nicht dargestellt!) und einer ihrer Begleitvenen 8 Mon. postoperativ.
Stenosierung der venösen Ausflußbahn
Abb. 2. Autologe vena saphena magna, Interponat zwischen arteria brachialis
und vena basilica (nicht dargestellt!). Sanduhrförmige Stenose im Bereich
von Punktionsstellen

frühen postoperativen Phase sahen wir in 3 Fällen lokale
Infekte, die schließlich die Entfernung des Grafts notwendig
machten. Im weiteren Verlauf zeigten sich auch hier die oben
erwähnten stenosierenden Prozesse im Bereich der abführenden
Anastomose (Abb. 3) sowie der Punktionsstelle mit nachfolgender
Thrombosierung. Eine Thrombektomie bzw. Teilresektion umschrie-
bener Stenosen und Interposition neuer Gefäßstücke ist
allerdings leicht möglich. Wir haben in einzelnen Fällen über 2
Jahre bis zu 4 Revisionen durchgeführt, bis das Gefäß schließlich nicht mehr zu erhalten war. Unsere enttäuschenden
Langzeitergebnisse werden durch die Literatur [3, 12]
bestätigt.

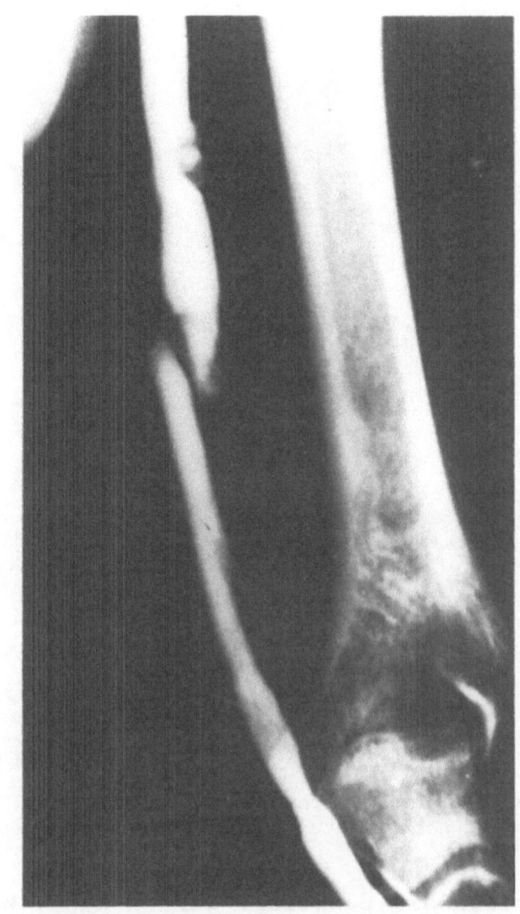

Abb. 3. Kälberarterie, Anastomose mit der vena basilica am
Oberarm 6 Mon. postoperativ.
Knopflochstenose in der Anastomose

Die einzige und vielleicht erfolgversprechende Neuerung auf dem
Gebiet der Gefäßanschlüsse zur Hämodialyse in den letzten 2
Jahren ist die Einführung punktabler *alloplastischer* Gefäßprothesen aus Polytetrafluoroethylene (PTFE) in 2 verschiedenen
Ausführungen, mit denen gute Frühergebnisse zu erzielen sind
[2]. Wir haben bisher 6 PTFE-Prothesen implantiert und können
dies bestätigen. Ob die vermuteten Vorteile im Vergleich zu den
heterologen Gefäßen (geringe Infektrate, geringe Thrombose-
neigung [6], keine Stenosierung der Ausflußbahn (Debusmann,
pers. Mitteilung) tatsächlich günstigere Langzeitergebnisse
bringen, bleibt abzuwarten.

Abschließend sei noch erwähnt, daß wir bei allen Patienten, die
schwerwiegende Fistelprobleme erwarten lassen, eine beidseitige
Vorverlagerung der arteria femoralis superficialis durchführen
[4]. Voraussetzung ist, daß nach angiographischem Befund die
arteria profunda femoris intakt ist und keine groben Gefäßver-
kalkungen sichtbar sind. Diese Methode bietet den Vorteil, daß
jederzeit bei Fistelthrombose ein großkalibriges Gefäß

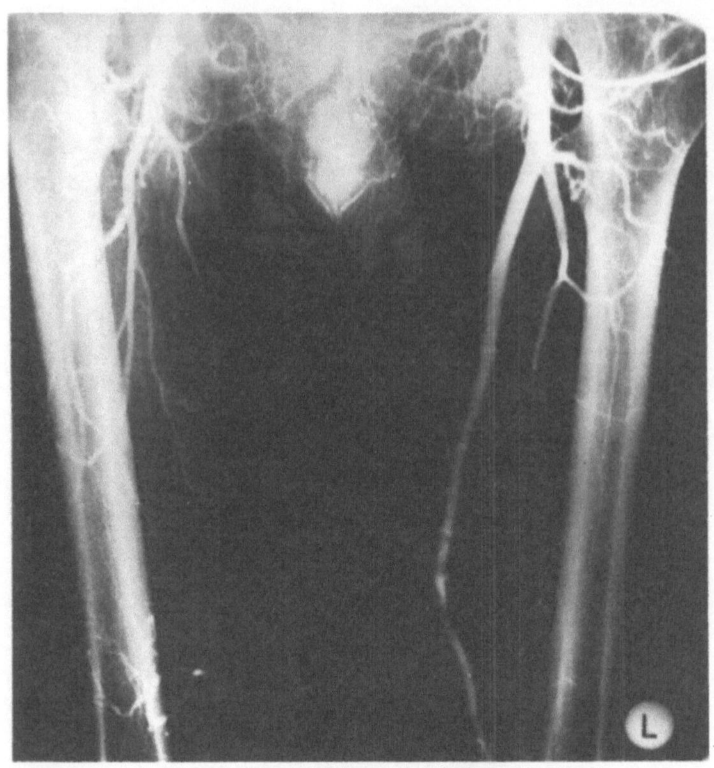

Abb. 4. Arteria femoralis superficialis. Links: Lage subkutan. Rechts: Zustand nach Ligatur. Versorgung des Beines über die arteria profunda femoris

risikoarm punktiert werden kann. Wir haben die Operation 19mal
durchgeführt. Wegen lokaler Infekte mußten 4 Arterien ohne
klinisch relevanten ischämischen Schaden für die betroffene
Extremität später an den Einstichstellen ligiert werden (Abb.
4). Die vorverlagerte Femoralarterie sollte deshalb nicht
routinemäßig als Gefäßzugang zur Hämodialyse benutzt werden.

Zusammenfassend läßt sich Folgendes feststellen:
1. Mehr als 90% der erwachsenen Dauerdialysepatienten
   konnten primär unter Verwendung körpereigener, ortsständiger Gefäße mit einer Ciminofistel versorgt werden.
   Durch geeignete Nachsorge im weitesten Sinne (sorgfäl-
   tige Punktionstechnik, rechtzeitige operative Korrektur)
   ist ein ausreichender Gefäßzugang langfristig zu sichern.
2. Für notwendigen Venenersatz stehen mehrere Typen von
   punktablen Gefäßprothesen zur Verfügung, die eine begrenzte Funktionsdauer aufweisen. Durch langfristige
   Planung des operativen Vorgehens sind mehrfache Implan-
   tationen möglich, so daß ein Gefäßzugang über mehrere
   Jahre erhalten werden kann.
3. Bei unzureichendem arteriellem Zufluß infolge generalisierter Gefäßprozesse werden mögliche Grenzen sichtbar,

34

die zu aufwendigen operativen Verfahren zwingen. Die
Lebenserwartung dieser Patientengruppe wird jedoch unter
Dauerdialysebedingungen entscheidend beeinflußt durch
das Ausmaß der extrarenalen Organkomplikationen.

Wir haben bisher trotz der aufgezeigten Schwierigkeiten in
keinem Fall auf den Beginn oder die Fortführung einer Dauerdialysebehandlung aus Gründen des mangelhaften Gefäßzugangs
verzichten müssen. Wir sind der Meinung, daß man, wenn schon
eine Dauerhämodialyse indiziert erscheint, jeden möglichen
gefäßchirurgischen Aufwand betreiben sollte, um die Behandlung
auch durchführen zu können.

Literatur

1. Baier RE, Akers CK (1976) Processed human unbilical cord veins for
   vascular reconstructive surgery. Trans Am Soc Artif Intern Organs
   22:514
2. Baker LD, Johnson JM, Goldfarb D (1976) Expanded polytetrafluoroethylene (PTFE) subcutaneous arteriovenous conduit: an improved
   vascular access for chronic hemodialysis. Trans Am Soc Artif Intern
   Organs 22:382
3. Burbridge GE, Biggers JA (1976) Late complications and results of
   bovine xenografts. Trans Am Soc Artif Intern Organs 22:377
4. Brittinger WD, Henning v GE (1969) Shuntlose Hämodialyse durch
   Punktion der subcutan fixierten Arteria femoralis superficialis.
   Klin Wochenschr 47:393
5. Chinitz JL, Yokoyama T (1972) Self-sealing prosthesis for arteriovenous fistula in man. Trans Am Soc Artif Intern Organs 18:452
6. Kaplan MS, Miraamadi KS (1976) Comparison of "PTFE" and bovine
   grafts for blood access in dialysis patients. Trans Am Soc Artif
   Intern Organs 22:388
7. Kemkes BM, Reichard B (1977) Klinische Erfahrungen mit modifizier-
   ten homologen Nabelschnurvenen als Gefäßprothese zur AV-Fistel.
   Vortrag, Jahrestagung der Angiologischen Ges. BRD, Schweiz, Österreich, Wien 20.-23.9.1977
8. May J, Tiller D (1969) Saphenous-vein arteriovenous fistula in
   regular dialysis treatment. N Engl J Med 280:770
9. Mindich BP, Levowitz BS (1976) Human umbilical cord vein fistula.
   A novel approach for hemodialysis. Dial Transplant 5:19
10. Nidus BD, Tice DA (1972) Repositioning of the basilic vein and
    superficial artery for chronic hemodialysis. Kidney Int 1:124
11. Vänttinen E (1975) Postoperative changes in bypass vein grafts and
    collateral arteries after femoropliteal arterial reconstructive
    surgery. Acta Chir Scand 141:731
12. Vanderwerf BA, Kumar SS (1976) Long-term follow-up of bovine graft
    arteriovenous fistulas. Proc Dialysis Transplant Forum p 85
13. Wyatt AP, Taylor GW (1966) Vein grafts: Changes in the endothelium
    of autogenous free vein grafts used as arterial replacements. Br
    J Surg 53:943
14. Zerbino VR, Tice DA (1973) Successful use of preserved allograft
    vein for chronic hemodialysis. Nephron 10:61

Dialyse bei psychisch Kranken

K.U. Rath und I. Rath, Köln

Im Rahmen einer Diskussion, die, sei es im positiven oder
negativen Sinne, klar von somatischen Befunden sprechen kann,
erscheint der Gegenstand, über den hier zu referieren ist,
unsicher und verschwommen. Bereits der Titel ist anfechtbar,
soweit sich die Interpretation des Begriffes "psychisch krank"
an dem Psychologie- und Psychiatrieverständnis der antipsychia-
trischen Paperbacks und Palaver-Psychologie unserer Tage
orientieren würde. Aus dieser Sicht wird der Begriff "psychisch
krank" zu einem "Mythos" erklärt, der einer entfremdeten
Gesellschaft als Etikett diene, um den nicht an ihre frag-
würdigen Normen Angepaßten als krank auszugrenzen und der
verformenden Gewalt psychiatrischer Institutionen auszuliefern
[3]. Indigniert weist man das Eingehen auf "bloße Symptome" als
"atomistisch" zurück und tut so, als wäre es nicht auf der Höhe
der Zeit, wenn Erlebnisweisen in dieser Form auf etwas
Einfaches reduziert werden. Viele Anhänger der in stürmischer
Entwicklung neue erscheinenden psychologischen Richtungen
meinen, dies sei doch ein unnötiges, dem Zeitgeist nicht
entsprechendes, unzulässiges Sezieren des Seelischen, das -
wenn überhaupt - nur als milieu- oder sozialbedingt verstanden
werden könne. Der an der "klassischen" Psychiatrie orientierte
Psychopathologe ist in den Augen dieser Kritiker nichts anderes
als ein etwas rückständiger Seelenanatom, der die "menschliche
Wärme" in der Begegnung mit dem Kranken ausschließt. In diesem
Zusammenhang schreibt Koehler in einer Abhandlung über den Wert
und die Wichtigkeit einer symptomatologisch orientierten
Psychiatrie [4], daß das Alles-Verstehen-Wollen eines Tiefen-
psychologen unter Umständen genauso "grausam" sein könne wie
eine "klassisch" durchgeführte psychiatrische Exploration, wenn
sie ohne Respekt vor dem Menschen hinter den Symptomen
durchgeführt wird. Wir stimmen dem zu und, um mit dem
Psychiater Weitbrecht [2] zu sprechen: "Der somatologisch
verbohrte, kausalitätshörige materialistische Schulpsychiater,
der nur von Krankheitssymptomen, aber von keinem kranken
Menschen weiß, und dem deshalb auch nie eine wirkliche
Begegnung, nie eine Ich-Du-Partnerschaft als conditio sine qua
non aller Therapie gelingen kann, ist glücklicherweise eine
Karikatur". Nur wegen der Möglichkeit eines Mißbrauches sind wir
grundsätzlich nicht berechtigt, Tiefenpsychologie oder
Phänomenologie über Bord zu werfen. Dennoch aber gilt z.Z. wohl
allg., daß tiefenpsychologische bzw. psychoanalytische
Konzeptionen von der wissenschaftlichen Methodologie her nicht
so leicht überprüfbar sind wie viele der mehr partikulären
Interpretationen des Begriffs "psychisch krank" von seiten der
älteren "klassischen Symptomatologen".

Vor diesem Hintergrund überrascht es nicht, daß sich der
Schwerpunkt der psychopathologischen Forschung im anglo-
amerikanischen Raum -entgegen dem Selbstverständnis mancher
Psychotherapeuten - gegenwärtig wieder auf den biologischen
Aspekt, insbesondere den Hirnstoffwechsel und die Interaktion
von psychodynamischen und genetischen Faktoren verlagert hat.
Dies bedeutet sicherlich nicht, daß der heuristische Wert
anderer Konzeptionen des Krankheitsbegriffs, z.B. des inhalt-
lich dynamischen im Sinne des psychoanalytischen Ansatzes etwa
im Rahmen der psychosomatischen Medizin, in Zweifel gezogen
wird. Das eindeutige Comeback der psychiatrischen Diagnose-
stellung und der Symptomsuche in dem anglo-amerikanischen
Sprachraum stellt vielmehr den Versuch dar, sich neben dem
humanistischen Engagement auch der wissenschaftlichen Methodologie zu verpflichten. Wenn man beispielsweise im Umkreis
dieses Anliegens Symptome 2. Ranges bei 71,7%, bei 57% und bei
51% aller Schizophrenen in verschiedenen prospektiven Serien
von Patienten findet, und wenn das Erfassen dieser Symptome
hoch reliabel ist, so ist dies eindeutig eine wichtige
wissenschaftliche Tatsache [4]. Über eine an empirischen
Grundlagen orientierte Symptomatologie kann es vielleicht
endlich gelingen, eine Menge fruchtloser Argumentationen in der
Psychopathologie zu überwinden.

All dies mußte hier gesagt werden, um den folgenden konkreten
Ausführungen über Dauerdialysebehandlung bei psychisch Kranken
ihren Ort und Rahmen zu geben.

In der einschlägigen anglo-amerikanischen und deutschsprachigen
Literatur besteht nahezu Einhelligkeit über die psychologisch-
psychiatrischen Risikofaktoren bei Patienten in Dauerdialysebehandlung. Tabelle 1 zeigt die wesentlichen psychologisch-
psychiatrischen Risikofaktoren von seiten des Patienten.
Richten wir unsere Aufmerksamkeit auf die speziellen Risikofaktoren, so gelten nach Moorehead u. Mitarb. [7], Abram [1],
Lefebvre u. Mitarb. [5] - um nur einige wenige Autoren zu

Tabelle 1. Psychologisch-psychiatrische Risikofaktoren bei Dauerdialyse

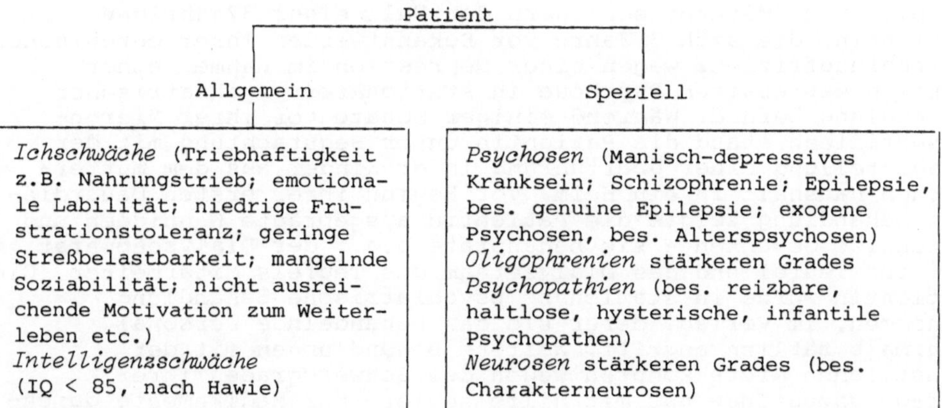

Allgemein	Speziell
Ichschwäche (Triebhaftigkeit z.B. Nahrungstrieb; emotionale Labilität; niedrige Frustrationstoleranz; geringe Streßbelastbarkeit; mangelnde Soziabilität; nicht ausreichende Motivation zum Weiterleben etc.) *Intelligenzschwäche* (IQ < 85, nach Hawie)	*Psychosen* (Manisch-depressives Kranksein; Schizophrenie; Epilepsie, bes. genuine Epilepsie; exogene Psychosen, bes. Alterspsychosen) *Oligophrenien* stärkeren Grades *Psychopathien* (bes. reizbare, haltlose, hysterische, infantile Psychopathen) *Neurosen* stärkeren Grades (bes. Charakterneurosen)

nennen - im speziellen von der Urämie unabhängige Psychosen,
Oligophrenien stärkeren Grades, Psychopathien und Neurosen
stärkeren Grades als schwerste Risikofaktoren im Hinblick auf
eine Dauerdialysebehandlung des betreffenden Patienten. Diese
und andere Autoren gehen in ihren Ausführungen von der Annahme
aus, daß eine lange psychiatrische Anamnese vor Aufnahme in das
Dauerdialyseprogramm die denkbar schlechteste Prognose für eine
"adäquate Anpassung" an die ohnehin psychisch sehr belastende
Situation der Dauerbehandlung mit der künstlichen Niere
darstellt. Wolters u. Mitarb. [13] führen in diesem Zusammenhang aus, daß bei stark geistig retardierten Kindern auf die
Dialyse verzichtet werden sollte; sie erweitern diese Kontraindikation auf geistig stark retardierte oder psychotische
Eltern, und dies aus Gründen mangelnder Kooperation bei der
Dauerdialysebehandlung des betreffenden Kindes.

Wir können gleich hier vorwegnehmen: Überzeugende Befunde über
vorbestehende psychologisch-psychiatrische Krankheitsbilder als
negativ intervenierende Variablen im Anpassungsprozeß der
späteren Behandlung mit der künstlichen Niere liegen bisher
praktisch nicht vor. Zwar fehlt es nicht an entsprechenden
Hinweisen, doch handelt es sich dabei in der Regel um spekula-
tive und bisher nicht verifizierte Hypothesen.

Vor diesem Hintergrund gewinnen zwei jüngere, in die psycholo-
gisch-psychiatrische Diskussion über Dauerdialysebehandlung bei
psychisch Kranken kritisch eingreifende Publikationen an
Bedeutung: Die Untersuchungen von Streltzer u. Mitarb. über
"Dauerdialysebehandlung bei Patienten mit schweren vorbestehen-
den psychiatrischen Erkrankungen" [11] und die experimentellen
Studien von Wagemaker und Cade über "Die Auswirkung der
Dialysebehandlung bei chronisch schizophrenen Patienten" [12].

Wir dürfen hier der Auseinandersetzung mit der Arbeit von
Streltzer und Mitarbeitern die mit Wagemaker und Cade folgen
lassen.

Psychisch Kranke als Dauerdialysepatienten

Streltzer u. Mitarb. schildern den Fall einer 32jährigen
Patientin, die sich 3 Jahre vor Bekanntwerden ihrer chronischen
Niereninsuffizienz wegen einer Depression im Rahmen einer
manisch-depressiven Psychose in stationärer psychiatrischer
Behandlung befand. Während einiger Monate vor ihrer Niereninsuffizienz stand die Patientin unter Begutachtung mit der
Fragestellung einer Überführung ihrer Kinder aus dem mütter-
lichen Haushalt in ein Heim. Vor Beginn ihrer ersten Dauerdialysebehandlung zeigte die Patientin ausgeprägte Wahnideen und
paranoide Gedanken - sie behauptete u.a., der Dialyseapparat
sei der Teufel und das Dialyseteam des Teufels Mitarbeiter. Die
Patientin wurde in stationäre psychiatrische Behandlung
genommen, im Verlauf derer sie das behandelnde Personal
mehrmals tätlich angriff. Weitere Behandlungen mit der
künstlichen Niere konnten wegen des Schweregrades ihrer
Erregungszustände nur mit Hilfe sedierender Medikamente durch-

geführt werden. Die Wahnideen und Wahrnehmungsstörungen der
Patientin sowie ihre aktive Verweigerung der Dialysebehandlung
steigerten sich mit der zunehmenden Besserung ihres körperlichen Zustandes infolge der indirekt erzwungenen Dialysebehandlung.

In dieser Phase der Stabilisierung der organmedizinischen
Parameter wurde die Patientin erneut zu einer stationären
psychiatrischen Behandlung aufgenommen. Die Autoren berichten
hier, daß das Personal der psychiatrischen Station anfangs
einer Wiederaufnahme der Patientin keineswegs positiv gegen-
überstand. Doch als sie erfuhren, daß das Leben der Patientin
buchstäblich von den Erfolgen ihrer Behandlung abhänge und daß
darüber hinaus die Wahrscheinlichkeit eines Behandlungserfolges
bei ihr als sehr gering einzuschätzen sei, stellten sie sich
dieser therapeutischen Herausforderung.

Überraschenderweise besserte sich der psychische Zustand der
Patientin, was im Verlauf weniger Wochen zur Einsicht bezüglich
der Einhaltung von Diätrestriktionen als auch der Notwendigkeit
einer Dauerdialysebehandlung führte. Schon 4 Mon. nach ihrer
Entlassung aus der stationären psychiatrischen Behandlung
beobachteten die Autoren bei dieser Patientin insgesamt ein
verantwortungsbewußteres Verhalten als vor Beginn ihrer
chronischen Niereninsuffizienz.

2 1/2 Jahre nach Beginn der ersten Dauerdialysebehandlung zeigt
sich die Patientin von ihrer psychischen Situation her
weiterhin stabilisiert.

Weiter wird berichtet über einen 28jährigen Patienten, bei dem
vor Beginn seiner chronischen Niereninsuffizienz eine schwere
Neurose diagnostiziert worden war mit dem Bild tief einge-
wurzelten Fehlverhaltens, Unausgeglichenheit, extremer
Angstzustände, einer deutlichen Minderung seiner Urteils-
fähigkeit sowie einer niedrigen Frustrationstoleranz und
geringen Streß-Belastbarkeit. Seine Launenhaftigkeit und
häufiger impulsiver Wechsel des Arbeitsplatzes sowie ständige
Abwesenheit von seiner Familie führten schließlich zur
Auflösung seiner Ehe. Rasch nach Aufnahme der Dauerdialysebehandlung erwies sich der Patient als sog. "Problem-Patient":
Zu den mit ihm vereinbarten Dialyseterminen erschien er in der
Regel zu spät, manchmal auch gar nicht, an die Einnahme der ihm
verordneten Medikamente hielt er sich selten. Dennoch zeigte
sich bei ihm nie eine ausgeprägte Urämie und der Patient konnte
auf Grund seines guten somatischen Zustandes 2mal einer
Nierentransplantation zugeführt werden, die beide hingegen
erfolglos verliefen. Wegen einer akuten Suizidalität des
Patienten wurde 8 Mon. nach Beginn der Dauerdialysebehandlung
erstmals eine psychiatrisch-psychotherapeutische Konsultation
notwendig. Das Schwergewicht der Behandlung lag auf gezielten
soziotherapeutischen Maßnahmen, insbesondere auf der Vermittlung einer den Interessen des Patienten entgegenkommenden
schulischen Weiterbildung und beruflichen Rehabilitation. Der
Patient befindet sich z.Z. im Heimdialyseprogramm.

Bei einer 49jährigen Patientin war vor Beginn ihrer ersten
Dialysebehandlung bekannt, daß sie wegen einer chronischen
Schizophrenie paranoider Form bereits 2mal in stationärer
psychiatrischer Behandlung gewesen war, wobei ihre letzte
stationäre Aufnahme 1 Jahr vor Eintritt in das Dauerdialyseprogramm erfolgt war. Der Ehemann der Patientin berichtete, daß
sie einige Monate vor Beginn ihrer ersten Dialysebehandlung
ungewöhnliches Mißtrauen sowie seltsame und unberechenbare
Verhaltensweisen aufwies.

Psychiatrische Konsultationen zu Beginn und im weiteren Verlauf
ihrer Dauerdialysebehandlung bestätigten die Diagnose einer
chronischen paranoiden Schizophrenie. In der Anfangsphase der
Dialysen bestanden die Hauptschwierigkeiten mit dieser
Patientin in ihrer völligen Mißachtung der Flüssigkeits- und
Diätrestriktionen sowie in ihrer permanenten Weigerung gegen
eine arteriovenöse Fisteloperation. Eine daraufhin eingeleitete
medikamentöse Behandlung mit Neuroleptika aus der Gruppe der
Chlorpromazine und später Fluphenazine brachte eine deutliche
Besserung hinsichtlich ihres Denk- und Affektverhaltens, so daß
die Patientin schließlich einer Fisteloperation zustimmte. Sie
konnte in der Folge ambulant weiterdialysiert werden. Obwohl
eine gewisse psychische Stabilisierung der Patientin aufrecht
erhalten werden konnte, hielt sie im weiteren Verlauf ihrer
Dialysebehandlung die notwendige Flüssigkeitsrestriktion nicht
ein und kam häufig überwässert zur Dialyse. Ihre Dialysetermine
hielt sie hingegen strikt ein und in der direkten Durchführung
der Dialysebehandlung erwies sie sich als kooperativ. Eine
psychotherapeutische Betreuung lehnte die Patientin ab.

Nach 6monatiger Dauerdialysebehandlung, deren Verlauf durch die
Remission des psychiatrischen Krankheitsbildes imponierte,
starb die Patientin infolge somatischer Komplikationen nach
einem Herzinfarkt während der Dialysebehandlung.

Alle 3 hier geschilderten Kasuistiken befriedigen die aus der
Literatur bekannten allgemeinen und speziellen psychologisch-
psychiatrischen Risikofaktoren bei Dauerdialysebehandlung:
Ungünstige häusliche Milieuverhältnisse, emotionale Labilität,
geringe Streßbelastbarkeit, psychotische Episoden mit Bezugs-
ideen und emotionaler Unruhe bis hin zur Dialyseverweigerung,
übermäßige Impulsivität, und schließlich, wie im Falle der
32jährigen manisch-depressiven Patientin, nicht ausreichende
Motivation zum Weiterleben.

Von besonderem Interesse ist die Beobachtung der Autoren, daß
der Schweregrad der vor Beginn der chronischen Niereninsuffizienz aufgetretenen Symptome der betreffenden psychischen
Erkrankung im Verlauf der Dauerdialysebehandlung abnahm, und
daß darüber hinaus eine gewisse Stabilisierung der Persönlich-
keitsstruktur erzielt werden konnte.

Eine Erklärung für diese Befunde ist schwierig, zumal die
Autoren der direkten psychotherapeutischen Intervention bei
diesen Patienten den geringsten Stellenwert zuweisen. Sie
verweisen hingegen auf die Bedeutung des "psychotherapeutischen

Vorfeldes" der Ärzte, Schwestern und Pfleger des Dialyseteams,
das gerade dem Patienten mit vorbestehender psychischer Erkrankung das erforderliche Vertrauen, die notwendige Sicherheit und
die benötigte Hilfe bei allen Behandlungsmaßnahmen, Gesundheits-
störungen und psychosozialen Wechselfällen geben müsse, ohne
die der psychisch kranke Dialysepatient allein nicht weiterleben könne.

Wir tendieren eher zu der Annahme, daß die bei diesen psychisch
kranken Patienten beobachtete gute medizinische Dialysetoleranz, d.h. das Fehlen einer Summierung medizinischer Komplikationen, gröbere emotionale Fehlanpassungen an ihre Behandlungssituation verhinderte. Dafür sprechen unsere eigenen Erfahrungen mit 4 Dauerdialysepatienten, bei denen sich eine mehrjähri-
ge psychiatrische Anamnese vor Bekanntwerden ihrer chronischen
Niereninsuffizienz ermitteln ließ. Eine isolierte Abhängigkeit
phasenweise zu beobachtender emotionaler Fehlanpassungen an die
Behandlungssituation der künstlichen Niere vom Verlauf der
vorbestehenden psychischen Erkrankung der betreffenden
Patienten haben wir bisher nicht feststellen können. Hingegen
zeigte sich die Notwendigkeit einer kombinierten psychopharma-
kologischen und psychotherapeutischen Intervention stets im
Zusammenhang mit einer zeitweise auftretenden schlechten
medizinischen Dialysetoleranz, die sich in der Hauptsache in
allgemeiner körperlicher Schwäche, Schwindel, häufigem
Erbrechen und Kopfschmerzen äußerte.

Psychotherapie bei psychisch Kranken in Dauerdialysebehandlung

Im Hinblick auf spezielle psychotherapeutische Methoden sind
sich alle erfahrenen, kritischen Psychotherapeuten darin einig,
daß diese beim Dialysepatienten mit vorbestehender psychologisch-psychiatrischer Anamnese nur Zusatzmethoden im gesamten
Psychotherapiekonzept sein können. Denn wenn sich beispielsweise ein psychologisch-psychiatrischer Dienst in einem
Dialysezentrum allein auf direkte psychotherapeutische
Verfahren beschränkt, so wird die längerfristige psychosoziale
Rehabilitation gerade des psychisch kranken Dialysepatienten
erfahrungsgemäß zu einer von Schwierigkeiten reichlich
umstellten Aufgabe. Von daher sind alle entlastenden, stützen-
den und ausgleichenden psycho- und soziotherapeutischen
Methoden - vom vorsichtig aufklärenden und führenden psychotherapeutischen Gespräch, über die Vermittlung gesundheits-
fördernder Maßnahmen (in Form von Kur-, Genesungs- und
Erholungsaufenthalten, Umschulung oder Sicherung des Arbeitsplatzes) bis hin zum autogenen Training - angezeigt, wo es
erforderlich und möglich ist. Tabelle 2 enthält die wesentlichen psycho- und soziotherapeutischen Möglichkeiten bei
psychisch Kranken in Dauerdialysebehandlung.

Bei einer kurzfristig angezeigten direkten psychotherapeutischen Intervention haben wir uns bei diesen Patienten in der
Regel auf die "organismisch" orientierte Psychotherapie in Form
von Wachsuggestivtherapie bzw. Hypnosebehandlungen mit
Zusatzsuggestionen bei therapieresistenten Schmerzsyndromen

<u>Tabelle 2.</u> Psycho- und soziotherapeutische Möglichkeiten bei psychisch
Kranken in Dauerdialyse

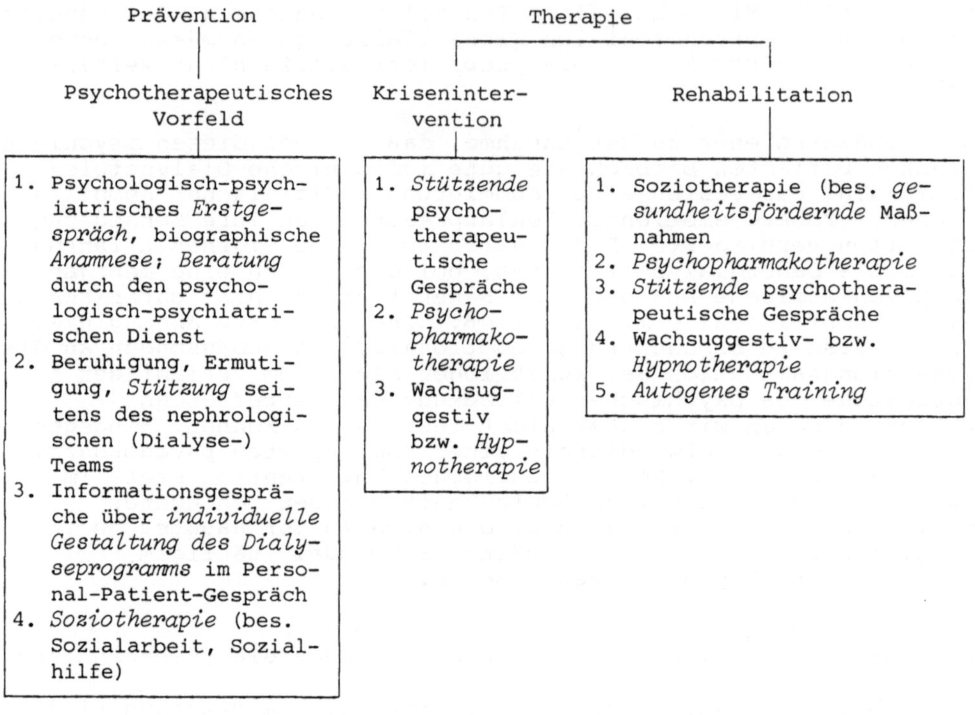

begrenzt. Unser therapeutisches Ziel ist hier, über eine
notwendige psychovegetative Ruhigstellung, Entängstigung und
affektive Entlastung zu einer Besserung der medizinischen
Behandlungstoleranz beizutragen [6, 8, 9].

Die Verordnung von Psychopharmaka, insbesondere von solchen aus
der Gruppe der Tranquillantia und Neuroleptika, geschieht bei
unseren Patienten mit vorbestehender psychologisch-psychiatrischer Anamnese im Bedarfsfalle während der Dialysebehandlung
großzügig, wenn auch nicht überdosiert. In den dialysefreien
Intervallen geschieht eine eventuelle, dem psychologisch-
psychiatrischen Krankheitsbild entsprechende Psychopharmako-
therapie dagegen vorwiegend in Form einer möglichst niedrigen
Erhaltungsdosis.

In diesem Zusammenhang erhebt sich die Frage nach der von
Streltzer u. Mitarb. [11] beobachteten bemerkenswerten
Remission psychiatrischer Krankheitsbilder im Verlauf der
Dauerdialysebehandlung bei einer Patientin mit vorbestehender
Depression im Rahmen einer manisch-depressiven Psychose sowie
im Falle der Patientin mit einer chronischen paranoiden
Schizophrenie. Hier gewinnen möglicherweise die von Wagemaker

und Cade [12] mitgeteilten experimentellen Verlaufsunter-
suchungen an 10 Patienten mit seit 6 bis zu 20 Jahren bestehender chronischer Schizophrenie an Bedeutung.

Dauerdialyse als Therapie bei affektiven Psychosen
und Schizophrenien?

Die Autoren stellten sich die Frage nach dem Verlaufsverhalten
schizophrener Psychosen unter den Bedingungen einer Dauerdialysebehandlung. Die Auswahl der nicht chronisch niereninsuffizienten schizophrenen Patienten erfolgte in Anlehnung an die
Symptomanalyse Schneiders [10]. Es wurden demnach nur Patienten
für diese Untersuchung herangezogen, bei denen u.a. persistie-
rende Wahnsymptome, gelegentlich auftretende akustische
Halluzinationen, uncharakteristische hypochondrische Beschwer-
den, Klagen über Konzentrationsschwäche, depressive Insuffi-
zienzen, asthenisch-leib-hypochondrische Empfindungen sowie
qualitativ abnorme Leibgefühlsstörungen mit elementaren
affektiven und zentral-vegetativen Störungen objektiviert
werden konnten.

Im Verlauf eines Jahres wurden 4 Patienten anfangs 1mal
wöchentlich und in der Folge 1mal 14tägig einer Dialysebehandlung unterzogen.

Unter den Bedingungen einer Dialysebehandlung zeigte sich bei 3
der 4 Patienten eine bemerkenswerte Remission der Krankheits-
symptome, bei keinem der Patienten erwies sich für die Dauer
der Dialysebehandlung eine medikamentöse Begleittherapie oder
stationäre psychiatrische Behandlung als notwendig. Die
Patienten sind nun nach 6 bis zu 20jähriger Arbeitsunfähigkeit
wieder ganztags berufstätig. Bei dem 4. Patienten konnte ebenso
während der Dauer der Dialysebehandlung eine Remission erzielt
werden, doch dieser stimmte einer weiteren Behandlung mit der
künstlichen Niere nicht zu. Die Autoren berichten, daß der
Patient z.Z. wieder paranoide und halluzinatorische Symptome
zeige und arbeitsunfähig sei.

Weitere 6 Patienten mit einer 4-16jährigen Anamnese einer
chronischen Schizophrenie wurden in einem zusätzlichen Versuch
der Autoren für die Dauer von mindestens 16 Wochen 1mal
wöchentlich einer Dialysebehandlung unterzogen. Von den 6
Patienten zeigten 5 nach 16maliger Dialysebehandlung keine der
Symptome, die in den zurückliegenden Jahren mindestens 1mal
jährlich eine stationäre psychiatrische Behandlung indizierten.
Ein Patient zeigte nach 16maliger Dialysebehandlung weiterhin
Halluzinationen, Störungen im Denk- und Affektverhalten, doch
hinsichtlich des paranoiden Gedankenguts und vorher bestehender
unberechenbarer aggressiver Verhaltensweisen konnte eine
wesentliche Besserung erzielt werden. Ein anderer Patient
schied nach der 11. Behandlung mit der künstlichen Niere aus
dem Untersuchungsprogramm aus. Zu dieser Zeit zeigte er keine
klinischen Symptome der Schizophrenie. Er wurde 1 Monat nach
seinem Ausscheiden aus dem Dialyseprogramm wegen fragmentari-
scher Wahnideen, Halluzinationen und Affektverflachung in

stationäre psychiatrische Behandlung genommen. Der Patient
befindet sich zur Zeit wieder im Dialyseprogramm.

Nach Ansicht der Autoren liegt der Hauptbefund ihrer momentan
noch laufenden Untersuchungen in der Verbesserung der Lebensqualität dieser Patienten, die sich vor Behandlung mit der
künstlichen Niere von allen sozialen und gesellschaftlichen
Aktivitäten zurückgezogen hatten und einer regelmäßigen
beruflichen Tätigkeit oder einem regelmäßigen Schulbesuch nicht
nachkommen konnten. Dabei ist auf Grund ihrer durchgeführten
experimentellen Studien natürlich noch keine Entscheidung
darüber möglich, welche Rolle die Dialysebehandlung bei der
Vollremission chronisch schizophrener Verläufe spielt. Die
Autoren vermuten, daß die Dialyse bei affektiven Psychosen und
bei chronischen Schizophrenien eine Substanz im Blut eliminiert,
die sich unter anderen Behandlungsbedingungen im Körper des
Patienten kumuliert. Zur Zeit führen sie eine biochemische
Blut- und Urinanalyse ihres Patientenkollektivs durch, wobei
sie sich insbesondere von Analysen des nach der 1., 8. und 16.
Dialyse konservierten Dialysats Hinweise auf die Ätiologie der
chronischen Schizophrenie versprechen.

Schlußfolgerungen

Welche Folgerungen lassen sich aus dem hier Dargelegten für die
Dauerdialysebehandlung chronisch Niereninsuffizienter mit
vorbestehender psychologisch-psychiatrischer Anamnese ziehen?
Wir können uns auf 2 Punkte beschränken:
1. Nach den bisher vorliegenden Untersuchungen besteht keine
   Veranlassung dazu, den psychisch kranken Patienten mit
   einer chronischen Niereninsuffizienz von einer Dauerdialysebehandlung a priori auszuschließen. Hierbei muß
   allerdings berücksichtigt werden, daß die bisherigen
   durchaus positiven Erfahrungen mit der Dialyse bei psychisch Kranken im wesentlichen auf der Berücksichtigung
   eines individuell gestalteten Dialyseprogramms beruhen.
   Die Grenzen der Dialysebehandlung bei psychisch Kranken
   erweisen sich demnach als die Grenzen der organisatorischen Flexibilität und Variabilität des betreffenden
   Dialysezentrums.
2. Die Annahme einer primär organischen Grundlage der um-
   schriebenen psychiatrischen Krankheitsbilder fordert dazu auf, den somatisch-therapeutischen Möglichkeiten ein
   größeres Gewicht beizumessen. In diese Richtung zielen
   auch die zunehmenden Literaturangaben über Vollremis-
   sionen affektiver Psychosen und Schizophrenien unter
   Dauerdialysebehandlung. Sie weisen hin auf die Notwendigkeit, diesen neuen therapeutischen Ansatz auf seine
   Richtigkeit und insbesondere auf seine Praktikabilität
   hin zu überprüfen.

Literatur

1. Abram HS (1972) Psychological dilemmas of medical progress.
   Psychiatr Med 3:51-58
2. Janzarik W (1959) Dynamische Grundkonstellationen in endogenen
   Psychosen. Springer, Berlin Göttingen Heidelberg
3. Keupp H (1972) Der Krankheitsmythos in der Psychopathologie. Urban
   & Schwarzenberg, München Berlin Wien
4. Koehler K (1977) Symptome ersten Ranges: Sind sie wirklich so ver-
   staubt? Fortschr Neurol Psychiatr 45:405-411
5. Lefebvre P, Norbert A, Crombez JC (1972) Psychological and psycho-
   pathological reactions in relation to chronic hemodialysis. Can
   Psychiatr Assoc J 17:9-13
6. Lohmann R (1974) Moderne Hypnotherapie zur Unterstützung chronisch
   Nierenkranker bei Behandlung mit Dauerdialyse und Nierentransplantation. Therapiewoche 24:4783-4787
7. Moorehead JF, Baillod RA, Hopewell JR (1970) Survival rates of
   patients treated by home and hospital dialysis and cadaveric renal
   transplantation. Br Med J 83:43-49
8. Rath KU, Lohmann R, Thomas W, Rath K (1976) Hypnosis and autogenic
   therapy in patients on regular hemodialysis treatment. Abstracta,
   XIII Congr Eur Dial Transplant Assoc, June 22-25, Hamburg, p 264
9. Rath KU, Lohmann R (1977) Changes in psychologic test performance
   before and after autogenic therapy in dialysis and kidney transplant patients. In: Antonelli F (ed) Therapy in psychosomatic medi-
   cine, vol. 4. L Pozzi, Rome, pp 342-349
10. Schneider K (1973) Klinische Psychopathologie. Thieme, Stuttgart
11. Streltzer J, Markhoff RA, Jano B (1977) Maintenance hemodialysis in
    patients with severe pre-existing psychiatric disorders. J Nerv
    Ment Dis 164:414-418
12. Wagemaker H, Cade R (1977) The use of hemodialysis in chronic
    schizophrenia. Am J Psychiatry 134:684-685
13. Wolters W, Bonekamp A, Donckerwolcke R (1973) Experiences in the
    development of a hemodialysis centre for children. J Psychosom Res
    17:271-276

Alter als limitierender Faktor

H.J. Gurland, München

Jede Betrachtung des Alters als limitierender Faktor bei
Dialysebehandlung drängt uns zunächst Erinnerungen an die
Anfangszeiten der Dauerdialyse auf, in denen das 45. Lebensjahr
als obere Altersgrenze verbindlich gefordert wurde. So hätte
1964, als das erste von Travenol geförderte "Münchner-Dialyse-
Ärzte-Treffen" stattfand und wir voller Bewunderung Kolff's
frühe Dialyse- und Transplantationserfolge zur Kenntnis nahmen,
niemand daran gezweifelt, daß eine Langzeit-Dialysebehandlung
nur bei jüngeren Menschen durchführbar sei. In Ländern, die
jährlich weniger als 15 neue Patienten pro Mio. Einwohner ins
Dialyseprogramm aufnehmen, liegt das Durchschnittsalter auch
heute noch unter 40 Jahren, worauf später ausführlich eingegangen werden soll. Im Laufe der letzten 10 Jahre hat sich aber
auf dem Gebiet der Dialyse viel geändert:

1. Von einer den Markt richtig einschätzenden Industrie wurde die technische Entwicklung erfreulich weit vorangetrieben, so daß die praktische Durchführung der Hämodialyse in wenigen Wochen auch vom Laien erlernbar ist.
   Während noch vor 10 Jahren lediglich 2 uns nunmehr klobig
   anmutende Dialysatoren, nämlich der konventionelle Kiil
   und die Zwillingsspule, zur Verfügung standen, werden
   heute in Europa mehr als 80 verschiedene Dialysatormo-
   delle angeboten.
2. Burton nennt den Gefäßzugang zurecht die Achillesferse
   der Dialysebehandlung. Trotzdem hat der Gefäßzugang im
   Laufe der letzten Jahre durch eine Vielzahl neuer Methoden und Variationen seine anfänglichen Schrecken ver-
   loren. Eine eingehende Analyse dieser Fortschritte war
   Gegenstand des 2. "Dialyse-Ärzte-Workshops" 1975 in Tim-
   mendorf.
3. Im Laufe der Jahre hat sich eine zunehmende Zahl von
   Ärzten und Pflegekräften zur Ausbildung und zur Durchführung von Dialysen rekrutiert und schließlich
4. übernehmen in fast allen Ländern mit hohem Bruttosozialprodukt entweder der Staat oder die Sozialversicherungs-
   träger die Behandlungskosten.

Damit sind in wohlhabenden Ländern einer zunehmenden Ausbrei-
tung der Dialyse kaum Grenzen gesetzt. So stieg im europäischen
Bereich die Zahl der 1976 behandelten Patienten bei allen 3
Therapieformen: Klinikdialyse, Heimdialyse und Transplantation
um jeweils 20% an.

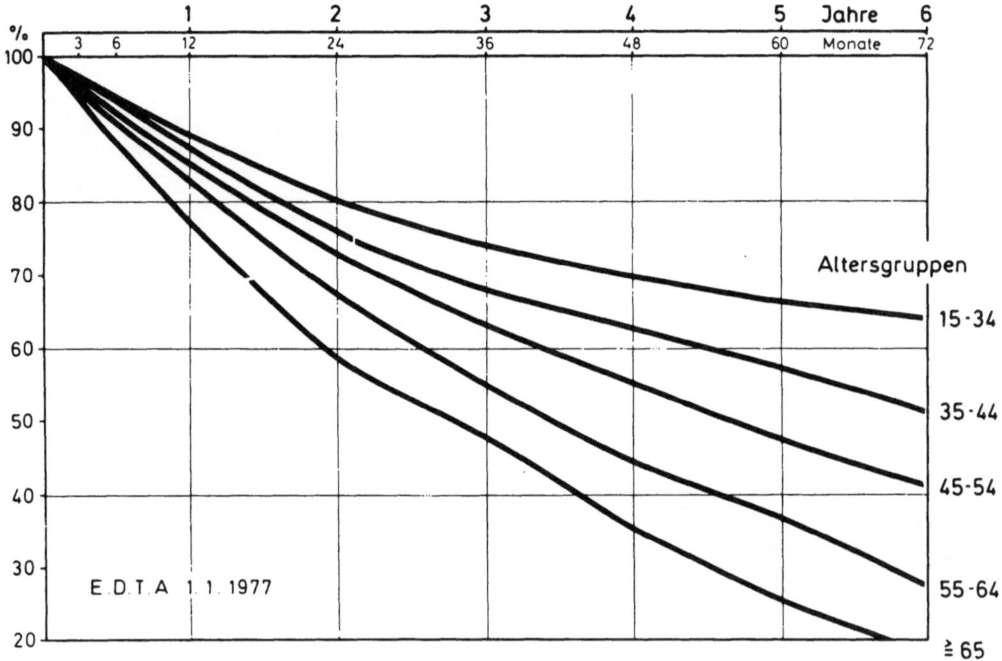

Abb. 1. Überlebensraten bei Klinikdialysepatienten; verschiedene Altersgruppen. Stand: 1. 1. 1977 (EDTA)

1972 haben wir auf dem V. Internationalen Nephrologenkongreß in Mexico City anhand des Zahlenmaterials der Europäischen Dialyse- und Transplantationsgesellschaft (EDTA) erstmals zeigen können, daß für Dialysepatienten Überlebenschancen umso ungünstiger sind, je älter die Patienten bei Behandlungsbeginn waren. Die damaligen Befunde lassen sich auch heute noch an einem inzwischen 4mal so großen Krankengut für Klinikdialysepatienten bestätigen (Abb. 1).

Das Gleiche gilt für Heimdialysepatienten. Und schließlich kann heute eindeutig belegt werden, daß auch das Überleben des Nierentransplantats mit zunehmendem Alter der Empfänger geringer wird. Hierfür sind nach der EDTA-Statistik aber nicht Abstoßungsreaktionen, sondern nicht-immunologische Ursachen verantwortlich. Bis zum 1. Januar 1977 hatten in Europa 21 über 64jährige ein Leichennierentransplantat erhalten; 62% dieser Transplantationen wurden in Skandinavien durchgeführt.

Obgleich wir alle um die signifikant ungünstigeren Prognosen unserer Patienten im fortgeschrittenen Lebensalter wissen, steigt das Durchschnittsalter bei Dialyse- und Transplantationspatienten von Jahr zu Jahr an. So läßt sich seit 1971 für die Dialyse in den USA eine jährliche Zunahme des Durchschnittsalters um 1 Jahr und 3 Monate nachweisen, während es in Europa sogar 1 Jahr und 5 Monate sind. Obwohl in den Vereinigten

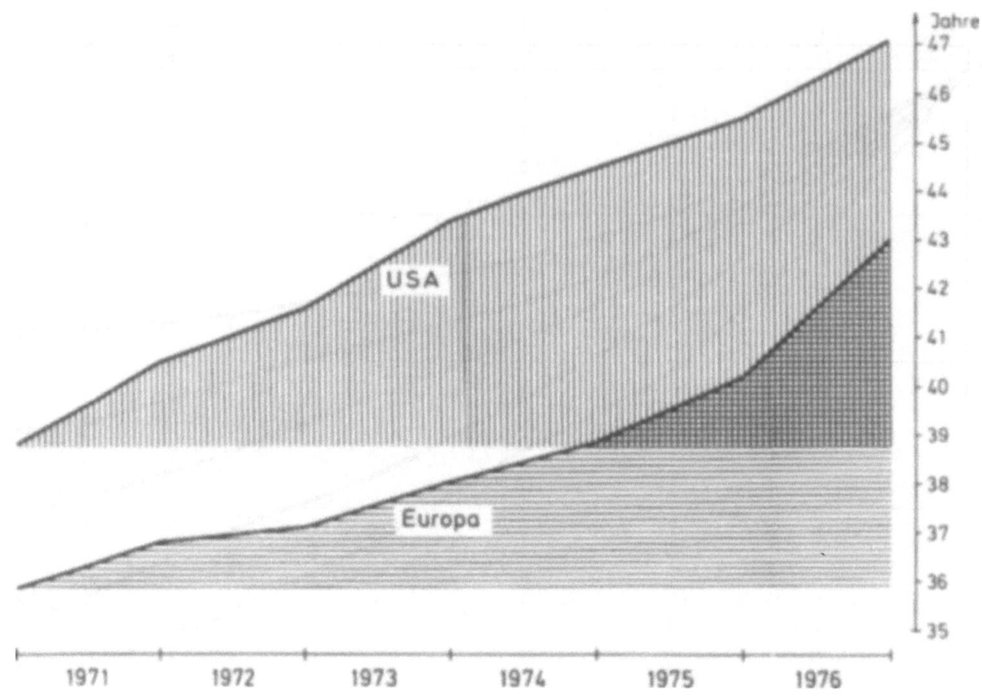

Abb. 2. Durchschnittsalter bei Dialysepatienten in Europa 1971-1976

Staaten heute etwa gleichviel Patienten pro Mio. Einwohner wie in Europa dialysiert werden, liegt dort das Durchschnittsalter um 4 Jahre höher (Abb. 2).

Erwartungsgemäß bleiben ältere Patienten in der Klinikdialyse, ohne von dort in die Heimdialyse oder Transplantation überführt zu werden. Dadurch ist zwangsläufig der Anteil alter Patienten in der Klinikdialyse am höchsten. Waren noch 1970 73% unter 45 Jahren und nur 3% über 60 Jahren, so sind heute 50% unserer Patienten in der Klinikdialyse unter 45 Jahren und 12% über 60 Jahren (Abb. 3).

Wenn wir die heutige Altersverteilung bei Heimdialyse und Transplantation in unsere Betrachtung miteinbeziehen, so zeigt sich, daß die Transplantation mehr den jüngeren Patienten und die Klinikdialyse vorwiegend den älteren vorbehalten bleibt, wobei die Heimdialyse hier, was das Alter anbelangt, eine Mittelstellung einnimmt (Abb. 4).

Da Nierenkrankheiten, die zur terminalen Niereninsuffizienz führen, geographisch gesehen gleich häufig vorkommen, kann das in Abb. 5 wiedergegebene Diagramm, das auf Mortalitätsstatistiken einzelner Regionen beruht, als allgemein gültig angesehen werden. Es zeigt, daß mit zunehmender Zahl neuer Patienten pro Mio. Einwohner und Jahr auch die Altersgrenze der Behandelten zwangsläufig nach oben hin zunehmen muß.

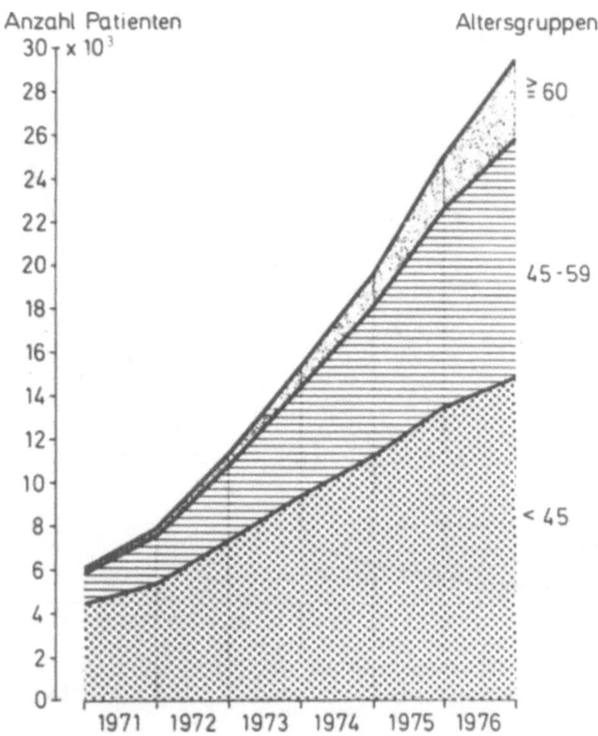

Abb. 3. Altersverteilung bei Klinikdialysepatienten in Europa 1971-1976

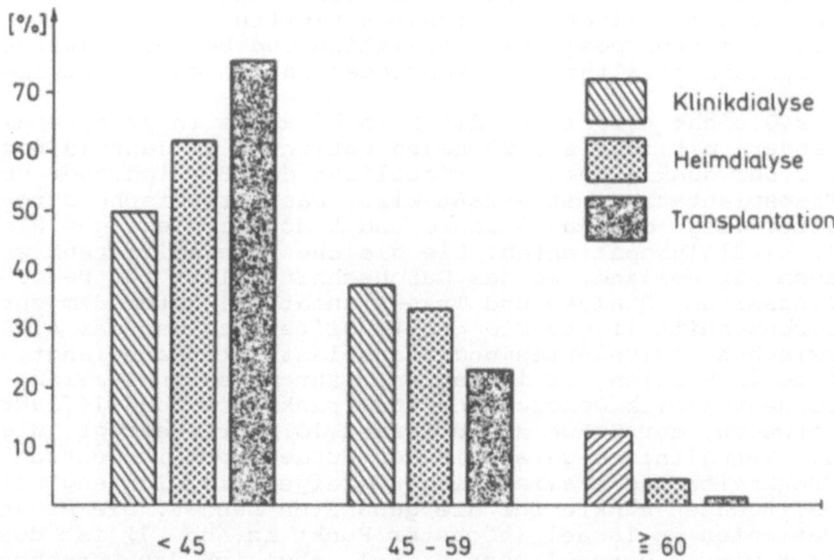

Abb. 4. Altersverteilung bei Dialyse- und Transplantationspatienten.
Stand: 1. 1. 1977 (EDTA)

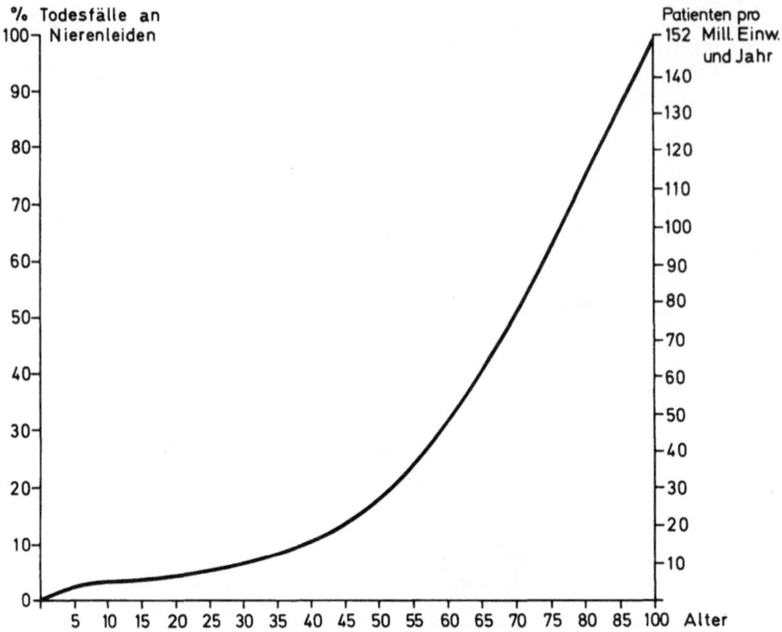

Abb. 5. Altersverteilung der Todesfälle in Prozent und Patientenzahl pro Mio. Einwohner und Jahr nach der Mortalitätsstatistik: England und Wales 1967

Eine Gegenüberstellung der 1976 in 17 europäischen Ländern pro Mio. Einwohner durchgeführten Transplantationen mit dem Durchschnittsalter der Transplantierten (Abb. 6) zeigt eine signifikante, positive Korrelation und beweist, daß das Durchschnittsalter mit steigender Patientenzahl zunimmt.

Das Gleiche trifft für die Klinikdialyse in 22 europäischen Ländern mit mehr als 20 neuen Patienten im Jahr 1976 zu (Abb. 7). Der dunkle Bezirk verdeutlicht den Bereich, der von der Transplantation mit erfaßt wird. Das europäische Durchschnitts- alter liegt dort um 8 Jahre und 5 Monate niedriger als bei Klinikdialysepatienten. Die gleiche Altersdifferenz ergibt sich auch für Holland, wo das Durchschnittsalter für beide Behand- lungsarten, Dialyse und Transplantation, unter dem europäischen Durchschnitt liegt. Die größte Differenz, was das Alter zwischen Dialysierten und Transplantierten anbelangt, findet sich in Belgien mit 17 Jahren, während es in Italien, der Bundesrepublik Deutschland und Frankreich rund 14 Jahre und in Norwegen, der Schweiz und Israel 10 Jahre beträgt. Wie ähnlich die Verhältnisse gerade in der Bundesrepublik Deutschland, Frankreich und Italien liegen, zeigen die sich eng beieinander befindenden Punkte für die genannten Länder. Die Anzahl neuer Patienten in Israel (höchster Punkt in Abb. 7) ist doppelt so groß wie im europäischen Mittel, obgleich das Durchschnitts- alter israelischer Patienten nur um 6 Mon. höher liegt.

50

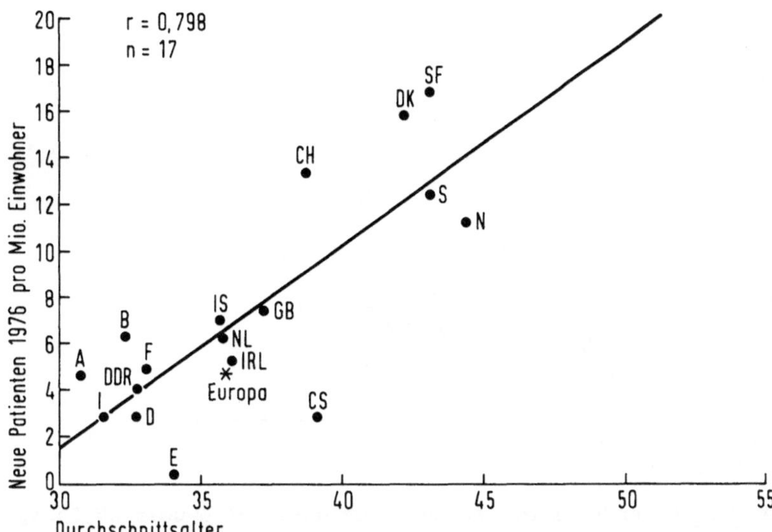

Abb. 6. Gegenüberstellung der Anzahl (pro Mio. Einwohner) der 1976 in 17 europäischen Ländern durchgeführten Transplantationen mit dem Durchschnittsalter der Transplantatempfänger

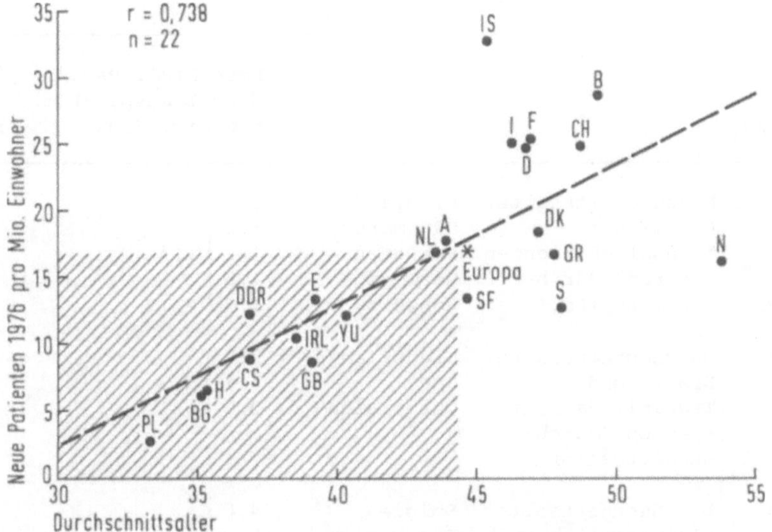

Abb. 7. Gegenüberstellung der Anzahl (pro Mio. Einwohner) der 1976 in 22 europäischen Ländern neu ins Klinikdialyseprogramm aufgenommenen Kranken mit dem Durchschnittsalter dieser Patienten

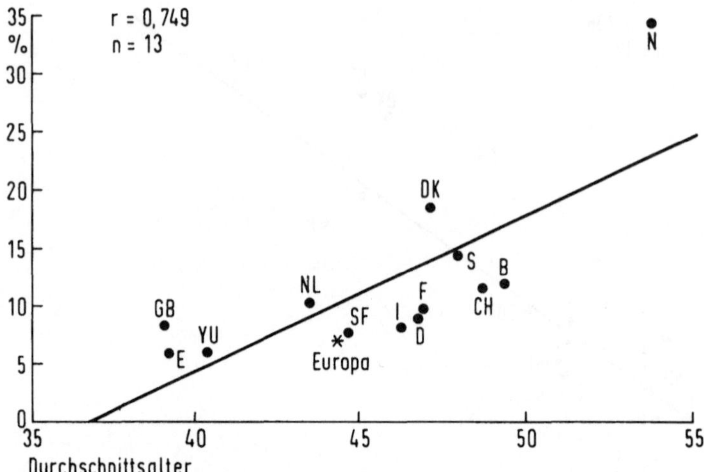

Abb. 8. Gegenüberstellung der sich durch alle über 45jährigen Kranken für das Gesamtkollektiv ergebenden Mortalität (in %) mit dem Durchschnittsalter bei Klinikdialysepatienten

Tabelle 1. Gegenüberstellung des Anteils von Dialyse und Transplantation sowie der durch über 45jährige Dialysepatienten bedingten höheren Mortalität in einigen europäischen Ländern

Pat.			Neue Dial.-Pat./ Neue Transpl.-Pat. pro Mio. Einw.		Überlebensraten aller Dial.-Pat. minus 15-34 J.	
1.	Durchschnittsalter Dial.- und Transpl.-Patienten > europ. Durchschnittsalter	Finnland	0,8		7,7	
		Dänemark	1,2		18,5	
		Schweden	1,2	1,3	14,4	17,3
		Norwegen	1,5		34,3	
		Schweiz	1,9		11,5	
2.	Durchschnittsalter Dial.- und Transpl.-Patienten < europ. Durchschnittsalter	Niederlande	2,7		10,3	
		DDR	3,1	3,3	10,2	12,5
		Österreich	3,9		17,0	
3.	Durchschnittsalter Dialysepat. > Transpl.-Pat. < als europ. Durchschnittsalter	Belgien	4,6		11,9	
		Frankreich	5,2	6,9	9,7	9,7
		BRD	8,8		8,9	
		Italien	9,0		8,2	
		Europa	3,5		7,6	

Um eine Aussage über die Auswirkung des höheren Durchschnittsalters auf die Überlebenschancen von Klinikdialysepatienten
machen zu können, wurde die Differenz der 3-Jahres-Überlebens-
raten aller Patienten eines Landes mit denen der Altersgruppe
15-34 gebildet. Diese Differenz stellt die Mortalitätsraten in
Prozent dar, um die die älteren Patienten das Gesamtergebnis
beeinträchtigen. In Abb. 8 ist dieser Prozentsatz auf der
Abszisse und das Durchschnittsalter der Patienten für 13
europäische Länder auf der Ordinate aufgetragen. Bei einem
Vergleich der sich durch ältere Kranke ergebenden höheren
Mortalität in Prozent (Tabelle 1) mit dem Durchschnittsalter
wird erneut eine gute Korrelation deutlich, die beweist, daß
sich ein zunehmendes Patientenalter auf die Klinikdialyseergeb-
nisse der betreffenden Länder ungünstig auswirkt.

Den beiden Tabellen 2 und 3 sind die Durchschnittsalter für die
verschiedenen Länder im einzelnen zu entnehmen. Danach ergibt
sich für die Klinikdialyse zwischen dem ersten und letzten Land

Tabelle 2. Klinikdialyse: Durchschnittsalter und neue Patienten im Jahr
1976 pro Mio. Einwohner

Land	Durchschnitts-alter	Neue Patienten 1976/ Mill. Einwohner
1. Norwegen	53,87	16,2
2. Belgien	49,36	28,7
3. Schweiz	48,73	24,9
4. Schweden	48,00	12,7
5. Griechenland	47,76	16,7
6. Dänemark	47,18	18,4
7. Frankreich	46,94	25,4
8. BRD	46,78	24,7
9. Italien	46,31	25,1
10. Israel	45,40	32,8
11. Finnland	44,70	13,4
Europa	44,66	16,8
12. Österreich	43,90	17,8
13. Niederlande	43,53	16,9
14. Jugoslawien	40,36	12,1
15. Spanien	39,23	13,3
16. Großbritannien	39,10	8,6
17. Irland	38,53	10,4
18. DDR	36,88	12,2
19. Tschechoslowakei	36,88	8,8
20. Ungarn	35,33	6,5
21. Bulgarien	35,14	6,1
22. Polen	33,31	2,7

Tabelle 3. Leichennierentransplantation: Durchschnittsalter und neue
Patienten im Jahr 1976 pro Mio. Einwohner

Land	Durchschnitts- alter	Neue Patienten 1976/ Mill. Einw.
1. Norwegen	44,44	11,2
2. Schweden	43,18	1O,4
3. Finnland	43,18	16,8
4. Dänemark	42,25	15,8
5. Tschechoslowakei	39,12	2,8
6. Schweiz	38,77	13,3
7. Großbritannien	37,23	7,4
8. Irland	36,11	5,2
Europa	36,05	4,8
9. Niederlande	35,84	6,2
1O. Israel	35,71	7,O
11. Spanien	34,O3	O,4
12. Frankreich	33,11	4,9
13. DDR	32,76	4,O
14. BRD	32,7O	2,8
15. Belgien	32,36	6,3
16. Italien	31,54	2,8
17. Österreich	3O,75	4,6

der Tabelle, Norwegen und Polen, eine Differenz von über 2O
Jahren. Der europäische Mittelwert liegt bei 44,7 Jahren.

Für die Leichennierentransplantation beträgt die Differenz der
Durchschnittsalter im Extremfall zwischen Norwegen und
Österreich knapp 14 Jahre. Der Mittelwert liegt hier bei 36
Jahren.

Tabelle 1 zeigt schließlich eine Umgruppierung der beiden
vorangegangenen, die für die Klinikdialyse bzw. Transplantation
nach Durchschnittsalter in absteigender Reihe geordnet sind.
Hier wird wie folgt aufgeführt: unter 1 die Länder, bei denen
das Durchschnittsalter für Dialyse und Transplantation *über* dem
europäischen Mittel liegt und unter 2 jene Länder, deren
Durchschnittsalter für Dialyse und Transplantation *unter* dem
europäischen Mittel liegt und unter 3 schließlich die Länder,
deren Durchschnittsalter für die *Dialyse* zwar *über*, für die
Transplantation aber *unter* dem europäischen Durchschnitt
einzugruppieren ist.

In der 1. senkrechten Zahlenreihe wird der Quotient aus den im
Jahre 1976 neu hinzugekommenen Dialysepatienten und den 1976
Transplantierten (pro Mio. Einwohner) gebildet. Danach werden

in Skandinavien und in der Schweiz etwa gleichviele Patienten
neu ins Dialyseprogramm aufgenommen wie transplantiert. In den
Ländern der 2. Gruppe wird etwa 3mal mehr und in denen der 3.
Gruppe 7mal mehr dialysiert als transplantiert.

Die 2. senkrechte Zahlenreihe zeigt wiederum die Differenz der
3-Jahres-Überlebensraten aller Patienten eines Landes mit denen
der Altersgruppe 15-34 Jahre, die, wie erwähnt, die Mortalitätsraten in Prozent ausdrückt um die die älteren Dialysepatienten
das Gesamtergebnis beeinträchtigen (vgl. auch Abb. 8). Dieser
Prozentsatz ist um so größer, je mehr Transplantationen in
einem Land durchgeführt werden. Es scheint demnach so zu sein,
daß die jüngeren Patienten transplantiert werden und dies
zwangsläufig zu einem relativ größeren Anteil der älteren
Dialysepatienten führt.

Nach all diesen Zahlenbetrachtungen stellt sich nun die
konkrete Frage, ob es für Dialysepatienten und Transplantatempfänger eine absolut verbindliche obere Altersbegrenzung
gibt. Vorausgesetzt, daß im Einzelfall stets das biologische
Alter des Patienten in Betracht gezogen wird, kann heute bei
Dialysepatienten ohne andere Ausschlußgründe, auf die in den
folgenden Referaten noch eingegangen wird, keine obere
Altersgrenze postuliert werden. Dies umso mehr, als wir alle
aus eigener Erfahrung wissen, wie bewußt und dankbar manche
Patienten im greisen Alter die ihnen gebotene Lebensverlänge-
rung genießen. Dabei sind wir uns darüber im klaren, daß die
Lebenserwartung mit zunehmendem Alter statistisch abnimmt und
Patienten über 65 Jahre der größeren Gefährdung wegen in der
Regel nur für die Klinikdialyse in Betracht kommen. Bei der
Transplantation hingegen ist man sich, wenn auch mit großer
Schwankungsbreite, über die Notwendigkeit einer oberen
Altersgrenze einig, da sonst die Risiken der Transplantation
gegenüber denen der Dauerdialyse erheblich überwiegen. Von den
Transplantationszentren in der BRD wird die obere Altersgrenze
für Transplantatempfänger zur Zeit zwischen 45 und 60 Jahren
angegeben. Demgegenüber befürwortet das mit über 700 Transplan-
tationen wohl weltweit erfahrendste Nierentransplantations-
zentrum in Minneapolis auch über 50jährige zu transplantieren.
Aus deren Krankengut waren 13% über 50 und 7% über 55 Jahre,
wobei der älteste Transplantatempfänger zum Zeitpunkt seiner
Operation 71 Jahre alt war.

Schlußfolgerung

1. Je größer die Zahl der in einem Land pro Mio. Einwohner
   behandelten Dialyse- und Transplantationspatienten, desto
   höher wird deren Durchschnittsalter.
2. Ein höheres Durchschnittsalter verringert die Gesamtüber-
   lebensrate bei Dialyse- und Transplantationspatienten.
3. Trotz der Kenntnis, daß Überlebensraten bei Dialyse und
   Transplantation mit zunehmendem Alter signifikant abneh-
   men, steigt das Durchschnittsalter beider Patientengruppen
   von Jahr zu Jahr an.

4. Bei einem relativ großen Anteil von Transplantierten am
   Gesamtkrankengut sind die Überlebensraten bei den verbleibenden Klinikdauerdialysepatienten im Vergleich zu anderen Ländern, die weniger transplantieren, verringert.
5. Ein hohes Alter allein sollte nach unserem heutigen Verständnis bei Dialysepatienten keine Kontraindikation dar-
   stellen.

Literatur auf Wunsch beim Verfasser.

Grenzen der Heimdialysebehandlung[1]

V. Heinze, B. Franke, H.D. Löffler, G. Schaeffer, L. Strässle, Freiburg i. Br.

Nach wie vor gilt die Heimdialyse als die optimale Form der
chronischen Dialysebehandlung. Einschlägige Statistiken mit
hervorragenden Überlebens- und Rehabilitationsgraden der Heimdialysepatienten stützen diese Auffassung [1, 2]. Auf der anderen Seite ist festzustellen, daß sich der Anteil chronischer
Dialysepatienten, der in Form der Heimdialyse behandelt wird,
in den letzten Jahren auf 20-30% eingependelt hat (Tabelle 1).
Die seit Jahren aus England und Irland gemeldeten höheren
Prozentzahlen zwischen 65,8 und 36,6% wurden in keinem anderen
europäischen Land erreicht. Seit 1973 wird aus den USA sogar
ein deutlicher Rückgang des Anteils der Heimdialysepatienten
berichtet [1]. Weiter ist darauf hinzuweisen, daß auch die
Heimdialyse verschiedene klassische Komplikationen der
terminalen chronischen Urämie wie z.B. die renale Osteopathie
nicht zu mindern vermochte. Ein Vergleich der Haupttodes-
ursachen zwischen Hospital- und Heimdialysepatienten 2-4 Jahre
nach Behandlungsbeginn läßt keinen überzeugenden Unterschied
zwischen den beiden Patientengruppen erkennen (Tabelle 2).

Diese Beobachtungen deuten auf Grenzen der Heimdialyse. Anhand
unserer Erfahrungen mit chronischen Dialysepatienten des
Einzugsgebiets der Universitätsklinik Freiburg wollen wir auf
einige Probleme näher eingehen.

Tabelle 1. Heimdialysepatienten an RDT-Klientel (%)

	1973	1974	1975
Großbritannien	62	65	66
Irland	32	41	43
Bundesrepublik	27	29	30
Schweden	25	24	23
Schweiz	18	19	22
Europa	19	19	19
USA	35	28	24

---

[1] Mit Unterstützung der Sandoz-Stiftung.

<u>Tabelle 2.</u> Haupttodesursachen von RDT-Patienten 2-4 Jahre nach Dialyse-
beginn. Vergleich 1974/1975 (%)

	Hospital-RDT	Heim-RDT
Kardiovaskulär	53/57	65/48
Infektiös	14/13	9/14

Die Einwohnerzahl unseres Bereichs liegt z.Z. bei 1,5 Mio., die
Bevölkerungsdichte beträgt 210 Einwohner pro km^2. Rund 60% der
Bevölkerung lebt auf dem Land (Oberrheingebiet, Schwarzwald).
Im Norden grenzt unser Bereich an das Einzugsgebiet der
Dialysesationen der städtischen Krankenanstalten Karlsruhe, im
Osten an das Gebiet des Dialysezentrums Villingen/Schwenningen,
im Südwesten an die Region Basel und im Westen an die Bereiche
der französischen Dialysestationen in Mühlhausen, Colmar und
Straßburg.

In unserem Einzugsbereich stehen z.Z. für die chronische
Dialyse von Erwachsenen insgesamt 86 Behandlungsplätze zur
Verfügung, deren Verteilung Tabelle 3 zeigt. Die hier ange-
siedelten Dialyseeinheiten arbeiten bezgl. der Patientenver-
teilung in einer Art Verbund. 33% der in unserem Bereich
chronisch dialysierten 233 Patienten werden in Form der
Heimdialyse behandelt (Tab. 4). Am 1. Oktober 1977 hatten wir
einen RDT-Patientenstand von 155 pro Mio. Einwohner zu
verzeichnen. Nach dem EDTA-Report vom 31. Dezember 1975 lauten
die entsprechenden Zahlen für Europa 46, die Bundesrepublik 82,
Frankreich 88 und für die USA 95 chronische Dialysepatienten
pro Mio. Einwohner [1]. Diese Zahlen und Vergleiche sollen
belegen, daß in unserem Einzugsgebiet, dank der erwähnten
Verbundarbeit zwischen den verschiedenen Dialysestationen und
der Möglichkeiten zur Heimdialyse, genügend Behandlungskapazität für alle Formen chronischer Dialyse vorhanden ist.
Dementsprechend kann die Differentialindikation zur chronischen
Dialyse seit 3 Jahren ausschließlich nach den medizinischen und
sozialpsychologischen Gegebenheiten der Patienten ausgerichtet
werden.

Gehen wir zunächst der Frage nach, welche Grenzen sich für die
Heimdialyse aus dem *Patientenangebot* ergeben kann. Hierzu
stellen wir einige Zahlen aus einer prospektiven Studie zum
Patientenaufkommen für die chronische Dialyse vor, die im Oktober 1972 begonnen und deren 1. Abschnitt Anfang Oktober
dieses Jahres beendet wurde. Selbstverständlich konnte das
Zahlenmaterial bis zum gegenwärtigen Zeitpunkt noch nicht
vollständig aufgearbeitet werden. Die nachfolgenden Daten haben
also vorläufigen Charakter. Tabelle 5 gibt einen ersten Überblick der Klientel. Sie zeigt, daß 35% der Patienten bei der
Anmeldung zur chronischen Dialyse älter als 55 Jahre waren. 20%
der potentiellen RDT-Patienten wurden als Notfall stationär

Tabelle 3. Einzugsbereich Dialysestation Univ. Freiburg. RDT-Plätze
1. Oktober 1977

Univ.-Hospital-D		11
– LC-D		17
– Ausbildungs-D		6
(Heim-, LC-D)		
Dialysepraxis FR		14
Dialysezentrum MÜL		16
Partnerdialysestation	LR	8
	OG	6
	LÖ	4
	WT	4
		86

Tabelle 4. Verteilung der RDT-Patienten (1. Oktober 1977) auf die verschiedenen Dialysearten

108/46%	Hospital-D
44/19%	LC-D
77/33%	Heim-D
4/ 2%	Ausbildungs-D

233 RDT-Pat./1,5 Mio. Einw.
155 RDT-Pat./Mio. Einw.

Tabelle 5. RDT-Patienten-Angebot Oktober 1972-Oktober 1977 - Überblick

Gesamtzahl Pat.	478	3. Grundleiden (%)	
		GN:	37
1. Anteil Frauen	215	CP:	21
	(45%)	IN:	12
		CY:	9
2. Alter (J.)	Ø 48,1	KW:	6
	15-80	Sonstige:	15
davon 15-55: 65%			
>55: 35%		4. Notaufnahmen	
(>65: 12%)		89 Pat.: 19%	

Tabelle 6. RDT-Patienten-Angebot Oktober 1972-Oktober 1977 - Gründe für
Nichtbehandlung

Gesamtzahl gemeldeter Pat.	478
Keine Behandlung	92 (19,2%)
Medizinische Gründe	58 (12,1%)
Ablehnung durch Pat.	3 (0,6%)
Tod vor RDT-Beginn	26 (5,4%)
Besserung Nierenfunktion	5 (1,0%)
Auswärtige Weiterbehandlung	46 (9,6%)

Tabelle 7. RDT-Patienten-Angebot Oktober 1972-Oktober 1977 - Berechnung des
endgültigen Patienten-Aufkommens

Gesamtzahl gemeldeter Pat.	478
RDT-pflichtig	428 (89,5%)
RDT-fähig	391 (81,8%)
RDT-Bereich Fr.	345 (72,2%)
pro Jahr	69
pro Mill. Einw./J.	46

---

eingewiesen und mußten größtenteils anfänglich intensivmedizi-
nisch behandelt werden. Dennoch konnten 84% dieser Patienten
später in ein reguläres chronisches Dialyseprogramm aufgenommen
werden. Auf die Indikationsstellung zur Heimdialyse hat sich
die Tatsache, daß fast 1/5 der Patienten die Dialysebehandlung
unter notfallsmäßigen Bedingungen begann, nicht nennenswert
ausgewirkt.

Tabelle 6 läßt erkennen, daß ca. 20% von 478 Patienten, die von
Oktober 1972-Oktober 1977 in Freiburg zur chronischen Dialyse
angemeldet wurden, vorzugsweise aus medizinischen Gründen für
eine solche Behandlung nicht infrage kamen. Nur 3 Patienten
lehnten in klarer Kenntnis der Konsequenzen die chronische
Dialysebehandlung von sich aus ab, ca. 10% der Patienten wurden
in auswärtigen Dialyseabteilungen weiterbehandelt. Somit ergab
sich für unser Einzugsgebiet pro Jahr ein Aufkommen von 69 bzw.
pro Mio. Einwohner von 46 RDT-fähigen Patienten (Tabelle 7).

Von den 391 in der besagten Zeitspanne zur chronischen Dialyse
akzeptierten Patienten wurden 142 (36%) als heimdialysefähig
betrachtet. Die Tabellen 8 und 9 geben wieder, wie sich die Behandlung in dieser Gruppe entwickelt hat: 25% aller RDT-fähigen
Patienten betreibt eine Heimdialyse. Die Gründe, aus denen
immerhin 21% der Patienten, die für die Heimdialyse geeignet
schienen, diese Behandlung abbrach, sind auf Tabelle 10 zu
erkennen. Hinter "ärztlichen Gründen" verbergen sich Shunt-
Schwierigkeiten, kardiale und zerebrovaskuläre Probleme sowie

Tabelle 8. RDT-Patienten-Angebot Oktober 1972-Oktober 1977 - Aufschlüsselung nach Dialysearten

RDT-fähige Pat.	391	
RDT-Form	Geplant	Endgültig
Zentrumsdialyse	156 (40%)	176 (45%)
Partnerdialysestation	67 (17%)	71 (18%)
LC-Dialyse	26 (7%)	32 (8%)
Heimdialyse	142 (36%)	112 (29%)

Tabelle 9. RDT-Patienten-Angebot Oktober 1972-Oktober 1977 - Aufschlüsselung der heimdialysefähigen Pat.

Heimdialysefähige Pat.	142 (36%)
noch nicht dialysepflichtig	14
Abbruch Heimdialyse	30 (21%)
Wechsel in Zentrumsdialyse	20
Wechsel in Partnerdialysestation	6
Wechsel in LC-Dialyse	4
Ausscheiden durch Tod	14 (10%)
Heimdialysepat. 1. Oktober 1977	98 (25%)

Tabelle 10. RDT-Patienten-Angebot Oktober 1972-Oktober 1977 - Gründe für Nicht-Durchführung der Heimdialyse

Gesamtzahl RDT-fähiger Pat.		391	
Ablehnung Heimdialyse (%)		Abbruch Heimdialyse (%)	
57	ärztliche Gründe	18	
20	patientenseits	18	
23	partnerseits	65	
0	Wohnung	0	

in 5 Fällen Intelligenzmängel des Patienten bzw. seines
Partners. Mit einer Ausnahme erfolgte der ärztlich indizierte
Abbruch der Heimdialyse noch während der Ausbildungsphase. 23
nach unserer Auffassung in jeder Hinsicht heimdialysegeeignete
Patienten lehnten diese Behandlungsform von vornherein ab zu
Gunsten der Limited care-Dialyse. Als Gründe wurden Vermeidung
der Partnerbelastung, Beeinträchtigung des familiären Zusammen-

lebens und der Wohnung, unüberwindbare Ängste, aber auch die
ins Auge fallende Bequemlichkeit der rund um die Uhr angebote-
nen Limited care-Dialyse genannt. Der letztgenannte Gesichtspunkt traf verständlicherweise vor allem auf solche Patienten
zu, die in der Nähe unseres Limited care-Dialysezentrums, also
in Freiburg wohnten.

Wir haben versucht, die Motive der Patienten und ihrer Partner
für die Ablehnung der Heimdialyse zu analysieren. Unsere
Recherchen sind noch nicht abgeschlossen. Zu den wichtigsten
Gründen scheinen aber der Mangel an frühzeitiger und sach-
gemäßer, für den Patienten und seinen Partner verständlichen
Aufklärung und nicht zuletzt Fehlinformationen durch andere
Patienten, fachfremde Kollegen und Gerüchte zu gehören. Dies
gilt auch für solche Patienten, die wegen ihres chronisch
fortschreitenden Nierenleidens schon längere Zeit konservativ-
nephrologisch betreut wurden. Wir haben aus diesen Analysen
die Nutzanwendung gezogen, den für die Heimdialyse vorgesehenen
Patienten und ihren Partnern wie auch den Limited care-
Dialysepatienten einen Vorunterricht anzubieten, in dem etwa
1/2-1/4 Jahr vor Dialysebeginn durch theoretischen Unterricht
und praktische Übungen Grundlagen der chronischen Dialysebehandlung vermittelt werden. Darüber hinaus wurde eine Art
Leitfaden entwickelt, der nicht-dialyse-erfahrenen Kollegen als
Basis einer Vorinformation der Patienten dienen soll. Bisher
hat sich der 1mal pro Woche abgehaltene ca. 2 Mon. dauernde
Vorunterricht, der von Ärzten, Pflegekräften, Dialysetechnikern
und auch Psychologen gehalten wird und darüberhinaus den
Dialysekandidaten die Möglichkeit vermittelt, auch mit
erfahrenen Heim- und Limited care-Dialysepatienten zu sprechen,
gut bewährt.

Kommen wir nun zur Heimdialyse selbst, die in Freiburg 1967
begann, bis 1970 jedoch nur einzelne Patienten betraf und seit
1971 systematisch betrieben wird. Die Patienten werden in
Gruppen zu dritt unterrichtet. Ob der Partner von Anfang an
teilnimmt oder erst später hinzukommt, richtet sich nach den
Gegebenheiten des Einzelfalls.

Von 1971-1976 wurde nur 1 hitze-"sterilisierbares" Dialysegerät, 1 disposabler Dialysator und 1 Dialysekonzentrat
verwendet. Medizinisch angezeigte Änderungen der Dialysier-
lösung nimmt der Patient selbst nach ärztlicher Anweisung an
seinem Heimdialysegerät vor. 1976 lösten wir den 1. Gerätetyp
durch eine neue Maschine ab. Im übrigen wurde das medizinisch,
ausbildungstechnisch, vor allem auch logistisch und kostenmäßig
bewährte einheitliche Organisationssystem beibehalten.
Entsprechend den sehr unterschiedlichen und meist wechselnden
Wasserverhältnissen unseres Einzugsgebiets werden von vornherein alle Heimdialyseplätze mit dem gleichen Typ einer Vollent-
salzungsanlage ausgestattet, deren in Kunststoffsäcken
abgefüllte Mischbett-Austauscherharze dem Patienten als Vorrat
zur Verfügung stehen. Erschöpfte Harz-"Strümpfe" wechselt der
Patient mit wenigen Handgriffen selbst aus. Die Regeneration
der Harze erfolgt fabrikmäßig durch den Hersteller der
Entsalzungsanlage. Grundsätzlich verfolgte unser System von

vornherein das Ziel, die dialysetechnische Belastung des
Patienten und seiner Familie zugunsten des Gewinns an Zeit und
Lebensqualität im Rahmen vertretbarer finanzieller Grenzen so
gering wie möglich zu halten.

Ständige ärztliche, pflegerische und technische Rufbereitschaft
ist selbstverständlich. Sie wird ergänzt durch im Regelfall 8-
12wöchige Kontrollen der prädialytischen Laborwerte, deren
Ergebnisse mit den entsprechenden Anmerkungen für die Gestaltung der Therapie dem Patienten und per Kopie seinem Hausarzt
schriftlich mitgeteilt werden, eine im Regelfall 1mal viertel-
jährlich erfolgende ambulante Untersuchung, die neben medizinischer, pflegerischer und technischer Information auch die
Möglichkeit zu sozial-psychologischer Beratung bietet und
Hausbesuche nicht nur auf technischer, sondern auch auf
pflegerischer sowie in begrenztem Umfang ärztlicher Ebene. In
2jährigem Abstand werden die Heimdialysepatienten und ihre
Partner in Gruppen zu 8-10 Paaren zu einem Wochenend-Fortbil-
dungskurs eingeladen, in dem die dialysetechnischen Kenntnisse
aufgefrischt, Neuerungen vermittelt, Erfahrungen ausgetauscht,
Schwierigkeiten diskutiert, aber auch Kontakte zu neuen
Mitarbeitern hergestellt werden.

Tabelle 11 gibt eine Übersicht einiger sozialer Daten der
Heimdialysepatienten, die auf der skizzierten organisatorischen
Basis bei uns betreut werden. Das Gros der Patienten befindet
sich im mittleren Lebensalter. Daß der Anteil weiblicher Heimdialysepatienten nur 1/3 beträgt, hat in unserer Klientel
folgende Ursache: im gesamten Patientenaufkommen war die
Mehrzahl der Frauen älter als 50 Jahre. Viele Patientinnen
dieses Lebensalters waren bereits verwitwet oder aber, der noch
wesentlich ältere Ehepartner schied als geeigneter Helfer für
eine Heimdialyse von vornherein aus. Bei jüngeren Patientinnen
scheiterte der Plan einer Heimdialyse oft am Widerstand des
Ehepartners. Hinter ökonomischen Begründungen für dieses
Verhalten (Berufstätigkeit und -belastung, Wohnung usw.)

Tabelle 11. Heimdialyse Univ. Freiburg (1967-1977) - Patienten-Übersicht

Gesamtzahl Pat.	119	Berufsgruppen (%)	
Anteil Frauen	31%	Selbständige	5
Alter ∅ 37,7 (16-66) J.		Angestellte Beamte	36
Entfernung Wohnort-FR (%)		Arbeiter (23% Facharbeiter)	26
		Hausfrauen	20
< 30 km:	27	Rentner	10
30-100 km:	52	Sonstige	3
> 100 km:	21		

verbargen sich dabei nicht selten labile familiäre Verhältnisse. Im Gegensatz dazu wurden die Ehefrauen bei verheirateten
jüngeren Patienten beinahe ausnahmslos zuverlässige, oft sogar
dialysetechnisch dominierende Heimdialysehelfer.

Die folgende Tabelle 12 zeigt, daß sich das Angebot wie auch
die Sterberate unserer Heimdialysepatienten in den letzten
Jahren in einer gleichbleibenden Größenordnung bewegt. Auf die
Gründe für einen Abbruch der Heimdialyse werden wir noch
zurückkommen. Selbständige, Angestellte und Arbeiter sind unter
unseren Heimdialysepatienten prozentual etwa doppelt so oft
vertreten wie unter unseren sonstigen RDT-Patienten, während
bei diesen vorzugsweise Altersrentner fast die Hälfte ausmachen
(Tabelle 13). Diese Zahl bestätigt den Trend des Zuwachses an
älteren, nicht heimdialysefähigen chronischen Dialysepatienten,
für deren Versorgung entsprechende Kapazität an Zentrumsdialy-
seplätzen bereitzuhalten ist - nicht zuletzt durch korrekte
Differentialindikationen zur Heim-, Limited care- und Zentrumsdialyse.

Das Grundleiden selbst (Tabelle 14) selbst erwies sich nicht
als wesentlicher begrenzender Faktor für die Wahl der Heimdialyse. Unter "Sonstiges" verbergen sich Patienten mit Lupus
erythematodes, Amyloidose und maligner Nephrosklerose, also

Tabelle 12. Heimdialyse Univ. Freiburg - Patienten-Angebot pro Jahr

	1974	1975	1976	Ø	1. Oktober 1977
Anzahl	35	21	29	28	18
Anteil am Angebot					
RDT-Pat. (%)	36	24	30	30	20
Anteil Frauen	8	6	10	8	3
Durchschnittsalter (J.)	36,1	41,3	40,2	39,2	38,7
Abbruch Heimdialyse	10	4	8	7	0
Verstorbene Pat.	2	2	3	2	1

Tabelle 13. RDT-Patienten-Angebot Oktober 1972-Oktober 1977 - Anteil der
Berufsgruppen an den Dialyseformen

Berufsgruppen	Heimdialyse (%)	Sonstige RDT-Form (%)
Selbständige	8	4
Angestellte	36	15
Arbeiter	27	16
Hausfrauen	17	15
Rentner	11	47
Sonstige	1	3

medizinisch anspruchsvolleren Krankheitsbildern, die dennoch
mit Erfolg für die Heimdialyse ausgebildet werden konnten. Im
Falle eines blinden Kimmelstiel-Wilson-Patienten, der aus
familiären und beruflichen Gründen im Einverständnis mit seiner
Frau absolut auf die Heimdialyse drängte, wird die Behandlung
seit über 1 Jahr zufriedenstellend von der Ehefrau durchgeführt, selbstverständlich auch zu Lasten einer erhöhten
Überwachungsintensität durch unsere Gruppe. Die bisherigen RDT-
Zeiten unserer Heimdialysepatienten sind aus Tabelle 9
ersichtlich, Daten zur beruflichen Rehabilitation und zu den
Gründen für das Ausscheiden aus der Heimdialyse werden in
Tabelle 15 aufgeführt. Hier deutet sich als relevanter,
heimdialysebegrenzender Faktor das Partnerproblem an, auf das
im letzten Teil des Referats näher eingegangen werden soll.

Die technische Ausrüstung des Heimdialyseplatzes erwies sich in
unserem Bereich nicht als begrenzendes Moment, zumal die
Krankenkassen nach entsprechender Information unsere Vorstel-
lungen zur Gestaltung der Heimdialyse in vollem Umfang
akzeptierten. Offensichtlich sehr negativ, weil verunsichernd
und auf Dauer zermürbend, scheinen sich auf technischem Gebiet
Maschinendefekte auf die Patienten und ihre Partner auszuwir-

Tabelle 14. Heimdialyse Univ. Freiburg (1967-1977) - Übersicht über die
Grundleiden

Diagnosen		Bisherige RDT-Zeit	
(%)		(J.)	(%)
GN:	61	<1:	16
CY:	11	1-3:	40
PN:	15	3-5:	27
IN:	4	5-7:	13
KW:	2	>7:	3
Sonstiges:	7		

Tabelle 15. Heimdialyse Univ. Freiburg (1967-1977) - Behandlungsergebnisse

Gesamtzahl Pat.	119	2. Berufliche Rehabilitation (%)	
		Vollzeitarbeit	57
1. Ausgeschiedene Pat.	42	Teilzeitarbeit	20
	(35%)	arbeitslos	1
Ursachen (%)		Rentner	14
Partnerprobleme	14	arbeitsunfähig	8
Transplantation	10		
Tod	8		
medizinische Pat.-Probleme	3		

ken. Auch kleinere, in den Augen des Technikers oder der
Pflegekraft unbedeutende, weil objektiv ungefährliche Mängel
an den Geräten belasten viele Heimdialysepatienten erheblich.
Dies geht aus folgendem Umfrageergebnis hervor: Nach den
Gründen befragt, die sie zur Aufgabe der Heimdialysebehandlung
neigen ließen, gaben 87% der Patienten und Partner Verdrossen-
heit über das Auftreten technischer Defekte an und fügten
hinzu, allein diese negativen Erfahrungen könnten einen Grund
abgeben, zur Limited care-Dialyse überzuwechseln. Das Ergebnis
unterstreicht nicht nur die Notwendigkeit einer sehr soliden
Aus- und, wie wir meinen, auch Fortbildung der Patienten und
ihrer Partner, sondern darüber hinaus einer seriösen, patien-
tennahen und vor allen Dingen ärztlich kontrollierten technischen Überwachung des Heimdialyseplatzes. Der Dialysetechni-
ker muß wissen, daß 2 Hausbesuche zur Behebung desselben
technischen Fehlers den Patienten bereits in erheblichem Maße
beängstigen, auch wenn es sich objektiv um Bagatellvorgänge
handeln mag.

An dieser Stelle seien noch einige Bemerkungen zur Kostensitua-
tion gestattet. Die Einrichtung eines Heimdialyseplatzes dürfte
z.Z. mit DM 25.000-30.000 zu veranschlagen sein. Er wird in der
Regel nur 3mal pro Woche genutzt im Gegensatz zu dem etwa
gleich teuren Zentrums- oder Limited care-Dialyseplatz, der
häufig mit 4 Patienten ausgelastet werden muß. Trotz aller
Amortisationsarithmetik erhebt sich angesichts dieser Gegenüberstellung die Frage, ob wir in Zukunft nicht einfachere,
damit auch betriebssicherere und vor allem billigere apparative
Lösungen für die Heimdialyse anstreben müssen. So behandeln wir
z.B. seit 9 Jahren einen Heimdialysepatienten mit einem
Tankgerät, das nur knapp die Hälfte der heute und auch bei uns
gebräuchlichen beinahe vollautomatisierten Heimdialysegeräte
kostet.

In den Anfangszeiten der Heimdialyse wurde gelegentlich die
Befürchtung geäußert, die Patienten würden mit den ihnen
anvertrauten Dialysematerialien und -medikamenten vielleicht
ähnlich großzügig, um nicht zu sagen verschwenderisch und
nachlässig umgehen, wie man dies von der "Hausapotheke" kennt.
Im Rahmen unseres Hausbesuchsprogramms haben wir auf derartige
Unregelmäßigkeiten besonders geachtet. Danach müssen wir
unseren Patienten erstaunliche Akkuratesse im Umgang mit ihrem
Versorgungsmaterial wie auch mit den zur Ausrüstung zählenden
Instrumenten bescheinigen.

Ohne Frage ist der Heimdialyse in der Limited care-Dialyse eine
in mancher Hinsicht, auch in der Sicht des Patienten, attrakti-
ve "Konkurrenz" entstanden. In unseren Gesprächen mit Heimdialysepatienten, besonders auch bei Fortbildungsveranstaltun-
gen kam immer wieder eine Erwartung zum Ausdruck, nämlich
personell nicht nur auf ärztlicher, pflegerischer und technischer Ebene, sondern auch administrativ-kaufmännisch möglichst
lange auf den gleichen vertrauten Personenkreis zurückgreifen
zu können. Personalfluktuationen geben ein weiteres, die
Patienten verunsicherndes Moment ab, das die Neigung zur
Limited care-Dialyse fördern könnte. Bei der erwünschten

permanenten personellen Verfügbarkeit rechnen die Patienten
durchaus in Jahren. Angesichts solcher, für das Durchhaltever-
mögen der Heimdialysepatienten wesentlichen Erwartungen, haben
wir bei der Organisation der Heimdialyse nicht nur auf die
Erfüllung eines gewissen Personalschlüssels, als auf eine
quantitativ angemessene, sondern vielmehr auf eine gediegene
und möglichst konstante personelle Besetzung zu achten.
Entsprechende Schulung und Fortbildung des Personals, die
Zuweisung eigener Verantwortungsbereiche, aber auch die Pflege
der Verbindung zu den Patienten wären einige Gesichtspunkte
guter Personalpolitik eines Heimdialysezentrums. Mängel auf
diesem Gebiet können durchaus ein begrenzendes Moment für das
Wachstum des Heimdialyseprogramms sein.

Zur Frage der Belastung des Heimdialysepartners begannen wir im
August 1976 in Zusammenarbeit mit unseren psychologischen
Mitarbeitern, den Dipl.-Psychologen Frau Franke und Herrn
Strässle mit Unterstützung der Sandoz-Stiftung, folgende
Studie: Den Partnern aller Heimdialysepatienten, die bereits
mindestens 3 Mon. Heimdialyse betrieben hatten, wurde ein
Fragebogen zugesandt, der zunächst Daten zur bio-, sozio-
graphischen und medizinischen Situation, sodann zur medizinischen und pflegerischen Handhabung der Heimdialyse, ferner zur
beruflichen und finanziellen Situation und schließlich zur
psychischen Belastung des Partners ermitteln sollte. Die Aktion
erfolgte anonym. 54 von 58 Probanden, also 93% der Befragten,
antworteten in vollem Umfang.

Tabelle 16 gibt einen Überblick über die familiäre Situation
der Befragten. In 90% der Fälle waren innerhalb des Haushalts
Kinder zu versorgen, bei 1/3 3 oder mehr Kinder, bei der Hälfte
der Familien Kinder unter 14 Jahren. Die Zusammenstellung des
Verwandschaftsverhältnisses zwischen Partner und Patient
(Tabelle 17) zeigt, daß in der überwiegenden Zahl die Ehepartner bei der Heimdialyse assistieren. Während bei männlichen
Patienten nahe weibliche Verwandte in fast 1/5 der Fälle als
Heimdialysepartner zu finden sind, scheiden männliche Verwandte
für diese Funktion völlig aus - vielleicht eine Beobachtung,
die dem traditionellen Rollenverständnis der Frau entspricht.
Unsere Erfahrungen mit nicht verwandten Helfern sind noch
gering und ambivalent, aber nicht so negativ, als daß wir im

Tabelle 16. Studie zur Belastung von Heimdialysepartnern August 1976 -
familiäre Situation Partner/Patient

Alter (J.)		41 /39
		20-53/28-50
Verheiratet (%)		94 /89
Kinder (%)	bis	2: 55
		3: 14
	> 3:	21
		<14 J.: 50
		< 6 J.: 25

<u>Tabelle 17.</u> Studie zur Belastung von Heimdialysepartnern August 1976 –
Verwandtschaftsgrad, Partner/Patient

Patient (%)		Patientin (%)
80	Ehepartner	94
11	Mutter	0
3	Tochter	0
3	Schwester	0
3	Nicht-Verwandte	6
0	männl. Verwandte	0

<u>Tabelle 18.</u> Studie zur Belastung von Heimdialysepartnern August 1976

Zeitaufwand Partner (Min)		ständig anwesend (%)	
Vorbereitung	50	1. und 2. J.:	78
Anschluß	25	3. und 4. J.:	64
Überwachung	90	5. J.:	33
Abschluß	50	7. J.:	0

Einzelfall ein solches Angebot nicht prüfen und akzeptieren
würden. Als Einzelbeobachtung sei mitgeteilt, daß die partner-
schaftliche Hilfe für eine unserer Heimdialysepatientinnen von
ihren Kolleginnen und Kollegen in einer zahnärztlichen
Gruppenpraxis übernommen wurde.

Die Aufgabenverteilung bei der Heimdialyse selbst wird bei
unseren Patienten unterschiedlich gehandhabt. Dominanz des
Patienten bzw. des Partners hält sich die Waage, kann sich aber
im Einzelfall im Laufe der Zeit durchaus ändern. Die Frage nach
dem Zeitaufwand der Partner für die Dialyse ergab folgende
Durchschnittswerte: Vorbereitung 50, Anschluß 25, Überwachung
90, Abschluß 50 min, so daß sich der durchschnittliche
Zeitaufwand insgesamt auf 215 min bezifferte. Im 1. und 2.
Heimdialysejahr gaben 78% der Helfer an, ständig anwesend zu
sein; im 3. und 4. Jahr sank die Zahl auf 64, im 5. auf 33 und
im 7. auf 0%. Insgesamt fordert also die Heimdialyse gerade in
der Anfangsphase doch einen beträchtlichen Zeitaufwand des
Partners, der pro Woche durchaus 20–25 h erreichen kann und
offensichtlich sehr intensiv erlebt wird (Tabelle 18).

29% unserer Probanden mußten wegen der Heimdialyse einen
Wohnungswechsel vornehmen, den 26% mit durchschnittlichen
Mehrkosten von DM 278,– pro Mon. zu bezahlen hatten. Dabei
steht 1/3 unserer Patienten kein besonderes Dialysezimmer zur
Verfügung, so daß die Behandlung selbst mehr oder weniger die
ganze Familie tangiert. Die monatliche finanzielle Einbuße seit
Beginn der Heimdialyse bezifferten 58% unserer Patienten auf
bis zu DM 400,–. Die berufliche Situation unserer Probanden

Tabelle 19. Studie zur Belastung von Heimdialysepartnern - Berufliche
Situation der Partner (%)

berufstätig	
Vollzeit	42
Teilzeit	20
Haushaltstätigkeit	32
Vollzeittätigkeit	
männliche Pat.	100
weibliche Pat.	45
Berufsaufgabe	12

Tabelle 20. Studie zur Belastung von Heimdialysepartnern August 1976 -
Verzichtleistungen der Partner (%)

Reisen	67	Erholung	26
Besuche bei Bekannten	64	Schlaf	24
Ausgehen	50	berufliche Weiterbildung	20
Besuche von Bekannten	43	sexuelle Aktivität	17
Geselligkeit	32	Zärtlichkeit	6

gibt Tabelle 19 wieder. Danach zwang die Übernahme der
Dialysetätigkeit 12% der Befragten, und zwar ausschließlich
Frauen zur Berufsaufgabe. Nur 45% der Partnerinnen konnte
weiterhin ganztätig arbeiten gegenüber 100% bei den männlichen
Helfern. Aus anderer Sicht ließe sich auch formulieren, daß
fast die Hälfte der Partnerinnen neben ihren Verpflichtungen im
Haushalt und bei der Heimdialyse noch eine Berufstätigkeit
auszuüben hatten.

In diesen wenigen Zahlen drückt sich doch deutlich die Mehr-
belastung besonders weiblicher Partner durch die Heimdialyse
aus. Vor diesem Hintergrund werden Maßnahmen wie z.B. der
Entzug des Pflegegelds von den Heimdialysepatienten und ihren
Partnern als sehr bitter und ungerecht empfunden. Sie wiesen
auf die beträchtliche und zudem kostensparende Eigenleistung
hin, die überhaupt nicht respektiert, geschweige denn honoriert
werde. Daher stellten sie sich letzten Endes die Frage, ob es
nicht angebrachter sei, zu der bequemeren Zentrumsdialyse
zurückzukehren bzw. in die Limited care-Dialyse überzuwechseln.

Bei der Zusammenstellung der Verzichtsleistungen unserer Heimdialysepartner (Tabelle 20) fällt auf, daß die Einbuße an
sozialen Verbindungen, also eine gewisse Vereinsamung, doch von
vielen stark negativ registriert wurde. Die Skala der Klagen
und psychischen Veränderungen (Tabelle 21) erhält besonderes
Gewicht durch die Information, daß 34% der Probanden Analgetika
und 25% Psychopharmaka verwandten. Wir haben aus dieser Angabe

Tabelle 21. Studie zur Belastung von Heimdialysepartnern August 1976 –
Psychische Situation der Partner (%)

Klagen		Veränderungen	
Nervosität	90	nervöser	67
Kopfschmerzen	66	gereizter	46
Schlafstörungen	47	ängstlicher	33
Herzschmerzen	33	ungeduldiger	30
Magenbeschwerden	29	entmutigter	19
Psychische Analgetica	34		
Psychopharmaka	25		

Tabelle 22. Studie zur Belastung von Heimdialysepartnern August 1976 –
Soziale Beziehungen der Partner (%)

Zur Familie		Zum Pat.	
keine Änderung	53	herzlicher	37
Verbesserung	36	abhängiger	33
Entfremdung	11	intensiver	30
		gespannter	24
		unverträglicher	7

die praktische Konsequenz gezogen, jedes Analgetika- bzw.
Psychopharmakarezept für Heimdialysepatienten genau zu
registrieren.

Die Frage nach überdurchschnittlich starken Sorgen der
Heimdialysepartner brachte folgendes Ergebnis: 52% gaben Ängste
vor lebensbedrohenden Komplikationen, 32% vor Fehlern bei der
Heimdialyse an. 67% empfanden die Beeinträchtigung des eigenen
Lebens überdurchschnittlich stark. 45% litten vor allen Dingen
unter den Fragen des Patienten nach dem Sinn seines Lebens. 32%
der Partner quälte die Frage nach dem Sinn des eigenen Lebens
in überdurchschnittlichem Maße.

Dennoch geben die Antworten auf die Frage nach der Entwicklung
der sozialen Beziehungen der Partner zu ihrer Familie und zum
Patienten (Tabelle 22) ein eher günstiges Bild, wenngleich
negative Eindrücke (Entfremdung von der Familie, gespannteres
Verhältnis zum Patienten) nicht zu übersehen sind. Die
abschließende Frage, ob sich der Partner im Wiederholungsfall
erneut für die Heimdialyse entscheiden würde, bejahten 78% der
Probanden; 13% würden die Limited care-Dialyse, 6% die
Zentrumsdialyse bevorzugen. Als am stärksten gegen die Heimdialyse sprechenden Erfahrungen wurden häufige Maschinendefekte,

<u>Tabelle 23.</u> Studie zur Belastung von Heimdialysepartnern August 1976 –
Entscheidungswiederholung der Partner für Heimdialyse (%)

für Heimdialyse	77,8
für LC-Dialyse	13,0
für Zentrumsdialyse	5,6
Negative Funktionen	
häufige Maschinendefekte:	Verzicht auf Geselligkeit
ständige Anwesenheit:	Verzicht auf Zärtlichkeit
Abend- und Nachtdialyse:	Entfremdung vom Pat.

der Zwang zu ständiger Anwesenheit, die Abend- und Nachtdialyse, Verzicht auf Geselligkeit und Zärtlichkeit und die Entfremdung vom Patienten genannt (Tabelle 23).

Zusammenfassend scheint sich der Prozentsatz heimdialysefähiger und -williger erwachsener Patienten auf ca. 30% des Aufkommens an chronisch dialysepflichtigen Patienten einzupendeln, sofern neben der Heimdialyse auch die Möglichkeit zur Zentrums- und Limited care-Dialyse verfügbar ist. Hauptgesichtspunkte für die Ablehnung bzw. den Abbruch der Heimdialyse waren medizinische Gründe, insbesondere kardiozerebrovaskuläre Probleme, das Alter der Patienten, Partnerprobleme und in Zukunft wahrscheinlich zunehmend die Konkurrenz der Limited care-Dialyse. Der Entschluß zur Heimdialyse wird erschwert, wenn Patient und Partner nicht oder nur unzulänglich und vor allem nicht rechtzeitig genug über die bevorstehende neue Behandlung informiert werden. Solide Familienverhältnisse sind offensichtlich die günstigste Basis für den Entschluß zur und das Durchhalten der Heimdialyse. Negativ wirken sich Personalfluktuation, gestörte Beziehungen zwischen Patient und Partner, aber auch immer wieder auftretende technische Schwierigkeiten und die Tatsache aus, daß die beträchtlichen Eigenleistungen der Heimdialysepatienten und ihrer Partner nicht angemessener, für die Betroffenen spürbarer gewürdigt werden. Besonderer Aufmerksamkeit wird in Zukunft das Partnerproblem bedürfen, wobei auch unkonventionelle Lösungen (z.B. permanente oder zeitweise Betreuung durch Fremdpartner oder sogar durch andere heimdialyseerfahrene Patienten) zu prüfen wären.

Literatur

1. Gurland HJ, Brunner FP, Chantler C, Jacobs C, Schärer K, Selwood NH, Spies G, Wing AJ (1976) Combined report on regular dialysis and transplantation in Europe IV, 1975. Proc Eur Dial Transplant Assoc 13:3
2. Jacobs C, Brunner FP, Chantler C, Donckerwolcke RA, Gurland HJ, Hathway RA, Selwood NH, Wing AJ (1977) Combined report on regular dialysis and transplantation in Europe VII, 1976. Proc Eur Dial Transplant Assoc 14:3

Peritonealdialyse als Dauerbehandlung bei chronischer Niereninsuffizienz

E. Quellhorst und C. Fuchs, Münden; Göttingen

Einführung

Die intermittierende Peritonealdialyse als Dauerbehandlung des
chronisch niereninsuffizienten Patienten hat im deutschsprachigen Raum wenig Anwendung gefunden. Demgegenüber liegen vor
allem aus Zentren der USA Ergebnisse vor, die die Dauer-
Peritonealdialysebehandlung als Alternative zur chronischen
Hämodialyse erscheinen lassen [5, 10]. Dies gilt besonders für
die Heim-Peritonealdialysebehandlung [2, 7]. Es ist wenig
wahrscheinlich, daß die Anerkennung der Dauer-Peritonealdialysebehandlung im Ausland allein in anderen sozioökonomischen
Gegebenheiten begründet ist. Vielmehr gewinnt man den Eindruck,
daß die Dauer-Peritonealdialyse dann eingesetzt wird, wenn
Grenzsituationen der Hämodialyse erreicht sind, wie bei hohem
Lebensalter der Patienten, bei Kranken mit diabetischer
Nephropathie und bei unzureichenden Gefäßverhältnissen [7, 9].
Da diese Grenzen der Hämodialysebehandlung generell anzutreffen
sind und sich der behandelnde Arzt immer häufiger vor die
Differentialindikation zur Dauer-Peritonealdialysebehandlung
gestellt sieht, erscheint es sinnvoll, Erfahrungen aus 2
Dialysezentren zusammenzutragen, die seit langem die Dauer-
Peritonealdialysebehandlung durchführen. Der Beobachtungszeit-
raum, auf den sich die hier zusammengestellten Daten beziehen,
erstreckt sich auf 4 Jahre.

Methodik der Dauer-Peritonealdialysebehandlung

Die Peritonealdialysebehandlung erfolgte ausschließlich über einen in die
Bauchhöhle nach der Methode von Tenckhoff [11] implantierten Katheter. Die
Dialysen wurden zunächst 2mal wöchentlich über je 24 h, seit etwa 2 Jahren
3mal wöchentlich über je 12 h durchgeführt, wobei der Spülflüssigkeits-
umsatz durchgehend bei 240 l/Woche lag. Die längste Liegedauer eines
Tenckhoff-Katheters beträgt derzeit 4 Jahre. Bei insgesamt 19.850 Peritoneal-
dialysebehandlungen wurde in den ersten Jahren des Beobachtungszeitraumes
fast ausschließlich das halbautomatisch funktionierende Gerät Peritocomb
der Firma Fresenius eingesetzt. Die letzten etwa 3000 Behandlungen jedoch
wurden mit dem vollautomatisch arbeitenden Gerät PDS 300 der Firma Physio
Control durchgeführt. In diesem Gerät erfolgt die Herstellung des Dialysates aus dem mittels Umkehrosmose gereinigten Leitungswasser bei Zumischung
eines Konzentrates. Das Gerät macht somit die Bereitstellung unhandlicher
Dialysatkanister überflüssig.

Das Dialysat war in der Regel wie folgt zusammengesetzt: Na^+ 132 mVal/l, Ca^{++} 3,5 mVal/l, Mg^+ 1,5 mVal/l, Cl^- 102 mVal/l, Lactat 35 mVal/l, Glukose 16,5 g/l, Osmolarität 355 mOsm/l.

Bei starker Überwässerung der Patienten wurden Lösungen von höherer Osmolarität eingesetzt, um durch einen größeren osmotischen Gradienten einen stärkeren Wasserentzug zu induzieren. Die K^+-Konzentration wurde ebenfalls an die Situation der Patienten angepaßt, je nach Neigung zur Hyperkaliämie. Einheitlich wurde im übrigen dem Dialysat Heparin beigemischt in einer Dosierung von 100 I.E./l, um eine Verstopfung der Katheter mit Fibringerinnseln zu vermeiden. Bakterienfilter wurden nicht benutzt. Der Zusatz von Antibiotika erfolgte nur bei Hinweisen auf Peritonitis.

Patienten

Insgesamt wurden 143 Patienten in das Peritonealdialyseprogramm aufgenommen, der Beobachtungszeitraum beträgt derzeit 159 Patienten-Jahre. Grunderkrankungen und Restfunktion der Niere dieser Patienten sind in Tabelle 1 dargestellt. Aus Abb. 1 geht die Altersverteilung dieser Krankengruppe hervor, wobei in der Abb. zum Vergleich die Altersverteilung von 156 randomisierten Hämodialyse-Patienten aufgetragen ist. Auffällig und bedeutsam ist eine unterschiedliche Altersverteilung beider Gruppen, wobei die Peritonealdialysepatienten im Mittel älter sind als die Hämodialysepatienten.

Die mit der Dauer-Peritonealdialyse behandelten Patienten erhielten eine natrium- und kaliumarme Kost, unterlagen jedoch sonst keinen Restriktionen. Alle Patienten benötigten zur

Tabelle 1. Diagnosen und durchschnittliche residuale Nierenfunktion (endogene Kreatinin-Clearance) von 143 Patienten, bei denen mit einer intermittierenden Peritonealdialysebehandlung begonnen wurde (GFR = Glomerulumfiltrat)

Diagnose	Anzahl der Pat.	GFR ($\overline{x}$) (ml/min)
Chronische Glomerulonephritis	45	2,5
Chronische Pyelonephritis	38	3,5
Interstitielle Nephritis	22	1,9
Diabetische Nephropathie	16	3,7
Zystennieren	11	2,5
Sek. Amyloidose	4	3,5
Nephrosklerose	3	2,0
Panarteriitis	2	1,8
Lupus erythematodes	1	3,8
Nieren-Tbc	1	3,0

143

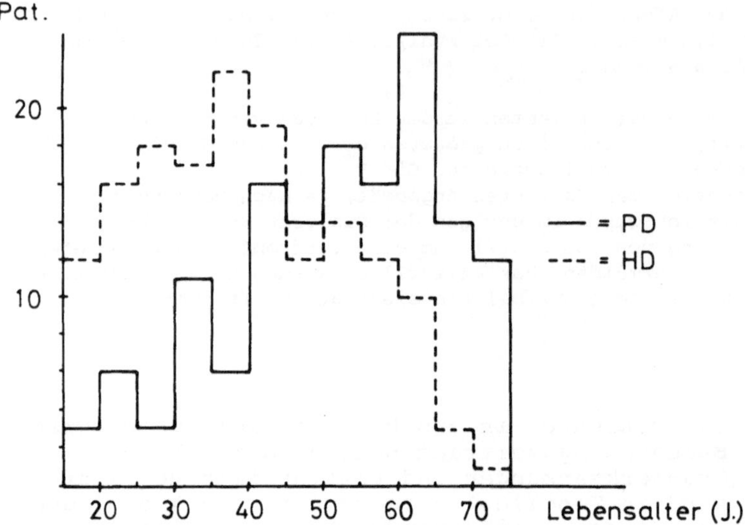

Abb. 1. Altersverteilung von 143 Peritonealdialysepatienten im Vergleich
zu 156 randomisierten Hämodialysepatienten; PD = Peritonealdialyse,
HD = Hämodialyse

Kontrolle des Serum-Phosphat-Spiegels Posphatbinder in Form von
Aluminiumhydroxyd. Bei Hypokalzämie erfolgte die perorale Gabe
von Calcium fortissimum Sandoz , bei 2 Patienten auch eine
Behandlung mit dem Vitamin-D-Metaboliten 5,6 trans 25 OHCC.
Alle Patienten erhielten Polyvitamin-Präparate und bei
Hinweisen auf Eisenmangel (Speichereisen, Ferritin) Eisenprä-
parate parenteral.

Verläufe

Von den 143 Patienten der Gruppe wurde bei 43 Patienten die
Peritonealdialysebehandlung bis zu einer mittleren Behandlungsdauer von zur Zeit 24 Monaten fortgesetzt. Es wurden 4
Patienten nach einer mittleren Behandlungsdauer von 3,3 Mon. in
andere Zentren verlegt, wo die Peritonealdialyse fortgeführt
wurde. Bei 81 Patienten erfolgte eine Übernahme in die
Hämodialysebehandlung, im Mittel nach etwa 7 Monaten. Leider
verstarben 15 Patienten, nachdem die Peritonealdialysebehandlung im Mittel hatte 3 Monate durchgeführt werden können.

In Abb. 2 sind die Blutdruckverläufe von 42 Patienten dargestellt, die über 24 Mon. intermittierend mit Peritonealdialysen
behandelt wurden. Es zeigt sich, daß der Anteil der Patienten,
deren Hypertonie trotz Peritonealdialyse und medikamentöser
Behandlung bestehen bleibt, im Verlaufe der Therapie zwar
deutlich abnimmt. Er beträgt jedoch im 24. Behandlungsmonat noch
etwa 10%. Zu diesem Zeitpunkt benötigen noch 60% der Patienten
Antihypertensiva und nur etwa 30% sind auch ohne Medikamente
normoton. Offensichtlich eignet sich daher die Peritoneal-

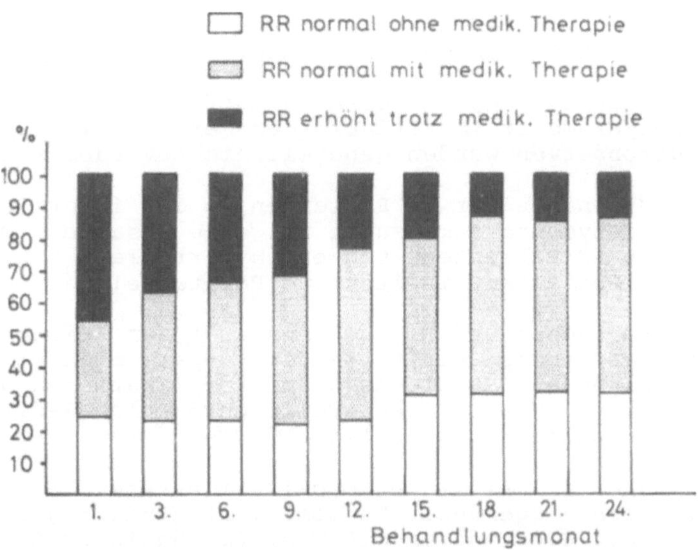

Abb. 2. Beeinflussung des Blutdruckes durch eine Peritonealdialysebehandlung bei 43 Patienten über 24 Monate

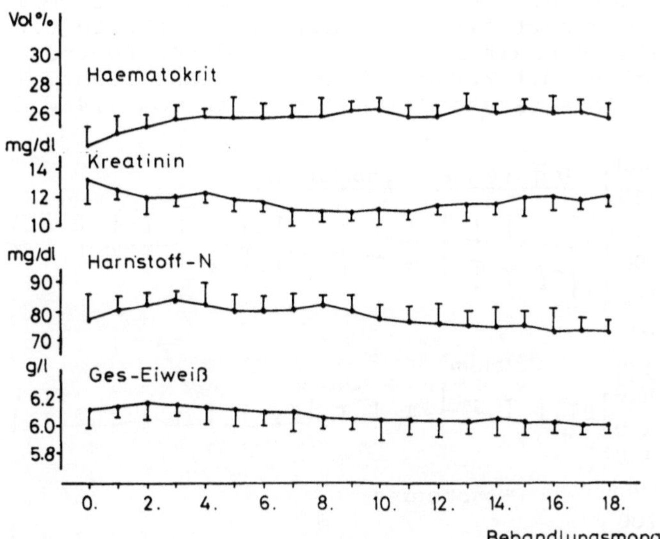

Abb. 3. Änderungen von Hämatokrit, Serum-Kreatinin, Harnstoff-N sowie Gesamteiweiß im Serum im Verlaufe einer Peritonealdialysebehandlung von 18 Monaten Dauer. Die Proben wurden jeweils 1mal monatlich vor Beginn der der Dialyse entnommen (Zahl der Patienten = 72, $\overline{x} \pm SD$)

dialyse nicht so gut wie die Hämodialyse zur Einstellung einer
initial bestehenden Hypertonie.

Abbildungen 3 und 4 geben Auskunft über Veränderungen wichtiger
Laborparameter im Verlaufe der Peritonealdialysebehandlung.
Blutkonserven wurden generell nicht verabreicht.

Die Übernahme der 81 Patienten in das intermittierende
Hämodialyseprogramm hatte folgende Ursachen: Organisatorische
Gründe 62 Patienten, schwere Hypertonie 8 Patienten, Peritoni-
tis 5 Patienten, ineffektive Peritonealdialysen 6 Patienten.

Todesursachen und Behandlungsdauer zum Zeitpunkt des Todes bei
15 verstorbenen Peritonealdialysepatienten sind aus Tabelle 2
zu entnehmen. Kardiovaskuläre Komplikationen überwiegen hier.
eindeutig. Nur in einem Falle wurde eine Peritonitis als
Todesursache festgestellt.

In Tabelle 3 sind die Komplikationsraten bei 19.850 Peritonealdialysen aufgeführt. Es dominiert eindeutig die Katheterokklu-
sion mit 8,6‰, davon mit Ventilmechanismus in 2,2‰ der Fälle.
Eine Katheterrevision war 87mal erforderlich. In keinem Falle
wurde unter der Peritonealdialysebehandlung eine Perikarditis
oder die Entwicklung einer Hepatitis beobachtet.

Zu den gefürchteten Komplikationen der Peritonealdialysebehandlung gehört die Peritonitis. Sie dürfte eine der Hauptursachen
sein, weshalb man in verschiedenen Zentren der Dauer-Peritonealdialyse mit Zurückhaltung gegenübersteht. Tabelle 3 zeigt eine
Häufigkeitsrate der Peritonitis von 1,4‰, die deutlich unter

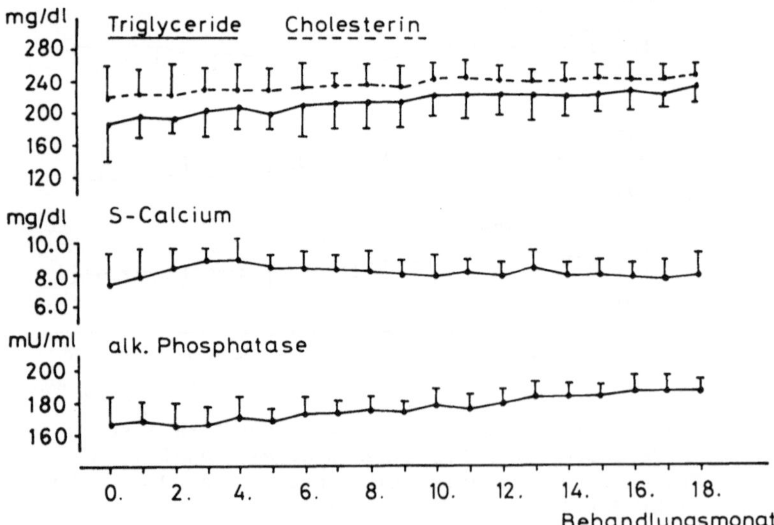

Abb. 4. Änderungen der Serumkonzentration von Triglyceriden, Cholesterin,
Kalzium und alk. Phosphatase im Verlaufe einer Peritonealdialysebehandlung
von 18 Monaten Dauer. Die Proben wurden jeweils 1mal monatlich vor Beginn
der Dialyse entnommen (n = 72, $\bar{x} \pm$ SD)

Tabelle 2. Todesursachen und mittlere Behandlungsdauer (Peritonealdialysen) zum Zeitpunkt des Todes bei 15 Patienten

Todesursachen		Behandlungsdauer zum Zeitpunkt des Todes (Mon.)
Herzinfarkt	8	6 (2-21)
Apopl. Insult	3	7 (5-10)
Herzinsuffizienz	1	8
Hirnmassenblutung	1	6
Pneumonie	1	12
Peritonitis	1	3
	15	

Tabelle 3. Komplikationen im Verlaufe der Peritonealdialysebehandlung

	Anzahl	(‰)
Gesamtzahl	19.850	
Katheter-Okklusion	171	8,6
davon mit Ventilmechanismus	43	2,2
Blutung aus der Bauchwand	13	0,7
Blutung aus der Bauchhöhle	4	0,2
Perforation Harnblase/Sigma	2	0,1
Peritonitis	27	1,4

Tabelle 4. Symptome der Peritonitis unter der Peritonealdialysebehandlung bei 27 Patienten

		%
Bauchschmerz (meist diffus)	27	100
Dialysat-Trübung	22	82
Fieber	18	67
Abwehrspannung	4	15
Leukozytose	3	11

früheren eigenen Ergebnissen [6] und auch unter den Angaben anderer Untersucher [1, 4, 10] liegt. Bemerkenswert ist in diesem Zusammenhang die Feststellung, daß seit der Einführung des vollautomatischen PDS-Gerätes keine Peritonitis mehr beobachtet wurde.

In Tabelle 4 ist die Häufigkeit der Symptome einer Peritonitis dargestellt. In allen Fällen waren Bauchschmerzen zu beobach-

ten, nahezu ebenso häufig war eine Trübung des auslaufenden
Dialysates. Fieber trat bei 2/3 der Patienten auf, während
Abwehrspannung der Bauchdecken und Leukozytose eher zu den
seltenen Zeichen der Peritonitis unter Peritonealdialysebehandlung gehörten.

Grundsätzlich gibt es bei der Peritonealdialysebehandlung 2
Möglichkeiten der Keimeinwanderung mit nachfolgender Peritonitis: Zum einen via Katheter und andererseits durch Ein-
wanderung aus anderen Organen. Letzteres wurde bei 2 Patienten
mit Pyonephrose beobachtet, weshalb bei diesen Erkrankungen
unseres Erachtens die Peritonealdialysebehandlung eher
zurückhaltend eingesetzt werden sollte. Die Keimeinwanderung
über den Katheter ist in den meisten Fällen durch die Spüllösung bedingt. Das Ergebnis der bakteriologischen Untersuchungen bei Peritonitis zeigt Tabelle 5. Hier ist insbesondere die Feststellung wichtig, daß Pseudomonas aeruginosa in
den meisten Fällen aus einem kontaminierten Wasserbad stammte,
welches zur Aufheizung des Dialysates benutzt wurde. Die Keime
waren an nicht ausreichend abgedichteten Verbindungsstellen des
Peritonealdialyseschlauchsystems in das Dialysat gelangt.
Nachdem das Wasserbad regelmäßig mit einem Desinfizienz
versetzt worden war, wurden derartige Beobachtungen nicht mehr
gemacht.

Peritonealdialyse bei diabetischer Nephropathie

Die Hämodialysebehandlung des Diabetikers ist belastet mit
einer hohen Komplikationsrate und teils daraus resultierender
ungünstiger Überlebensrate [3]. Als bedeutsam für diese
ungünstigen Behandlungsverläufe wird die bei der Hämodialysebehandlung erforderliche intermittierende Heparinisierung
angesehen. Aus diesem Grunde wird häufig bei Diabetikern die
Peritonealdialyse als Alternative propagiert und gefordert. Es
erscheint wichtig, die aus der Literatur vorliegenden Einzel-
erfahrungen durch größeres Zahlenmaterial abzusichern.

In einer retrospektiven Untersuchung wurden die klinischen
Daten von 32 Patienten mit terminaler Niereninsuffizienz
infolge diabetischer Nephropathie zusammengestellt. Jeweils die
Hälfte war hämodialysiert bzw. peritonealdialysiert worden. Aus
Tabelle 6 gehen die wesentlichen Daten der beiden Patienten-
gruppen hervor. Hinsichtlich des Lebensalters bei Ausbruch des
Diabetes, der Anzahl der Dialysen und der "Patienten-Monate"
erscheinen die Gruppen vergleichbar. Abbildung 5 zeigt die

Tabelle 5. Keimbefund im Dialysat bei Peritonitis

Pseudomonas aeruginosa	9
keine Keime nachweisbar	7
E. coli	7
Enterokokken	2
Aerobacter aerogenes	2

78

Tabelle 6. Angaben über Lebensalter bei Ausbruch des Diabetes mellitus,
Anzahl der Dialysen und Zahl der "Patienten-Monate" bei 32 Patienten mit
fortgeschrittener Niereninsuffizienz infolge diabetischer Nephropathie

	Hämodialyse	Peritonealdialyse
Anzahl der Patienten	16	16
männlich	9	12
weiblich	7	4
durchschnittl. Alter bei Ausbruch des Diabetes mellitus (J.)	21,1	24,6
Anzahl der Dialysen	1256	892
"Patienten-Mon."	373	296

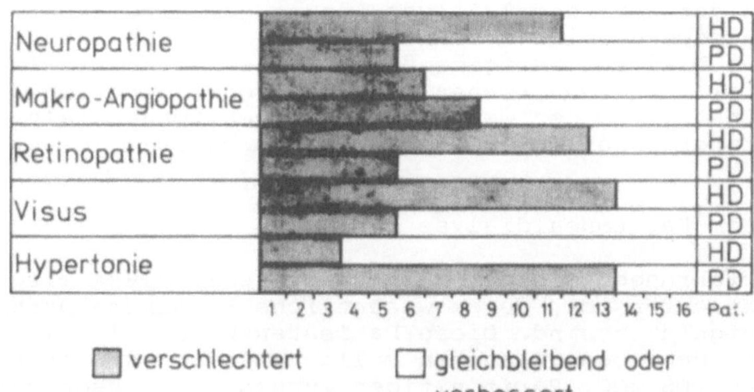

Abb. 5. Verhalten von Neuropathie, Makro-Angiopathie, Retinopathie, Visus
und Hypertonie bei je 16 Hämo- und Peritonealdialysepatienten mit diabetischer Nephropathie

Krankheitsverläufe unter den beiden Behandlungsverfahren: Unter
der Hämodialyse verschlechtern sich eindeutig Neuropathie,
Retinopathie und Visus. Demgegenüber ist offensichtlich die
Hypertonie unter der Peritonealdialyse schwerer kontrollierbar
als im Verlaufe der Hämodialysebehandlung.

Tabelle 7 zeigt eine Aufstellung der Todesursachen beider
Gruppen. Letalitätsraten, Todesursachen und Anzahl der
Behandlungsmonate bis zum Eintritt des Todes zeigen keine
wesentlichen Unterschiede. Peritonealdialysen und Hämodialysen
dürften daher in gleicher Weise für die Behandlung der diabetischen Nephropathie geeignet sein. Im Hinblick auf die Komplikationsraten wird man jedoch festhalten dürfen, daß bei
Diabetikern die Dauer-Peritonealdialysebehandlung solange
vorzuziehen ist, wie ein eventuell bestehender Hochdruck

<u>Tabelle 7.</u> Todesursachen und Dauer der Dialysebehandlung bis zum Todeszeit-
punkt bei 11 Patienten mit fortgeschrittener diabetischer Nephropathie

	verstorben	Todesursachen	Dauer der Dialyse (Mon.)
Hämodialyse	6/16	Herzinfarkt (3)	30/3/7
		Herzinsuffizienz	8
		Hyperkaliämie (2)	17/5
Peritonealdialyse	5/16	Pneumonie (2)	5/11
		Herzinfarkt (2)	1o/7
		hyperosm. Koma	12

medikamentös beherrschbar bleibt. Auch bei Patienten mit
Diabetes mellitus ist Glukose als osmotisch wirksame Substanz
in der Peritonealdialyse-Lösung gut einsetzbar, vor allem
nachdem gezeigt werden konnte, daß durch Zugabe von Insulin in
das Dialysat weitgehend konstante Blutzucker-Tagesprofile
erzielt werden können [9]. Die Verwendung von Sorbit zur
Einstellung der Osmolarität in Peritonealdialyse-Spüllösungen
bringt erhebliche Gefahren mit sich [8].

Heim-Peritonealdialyse

Erfahrungen mit der Heim-Peritonealdialyse liegen bei 6
Patienten vor, deren wesentliche klinische Daten in Tabelle 8
aufgeführt sind. Diese Patienten behandeln sich ausschließlich
mit dem oben genannten vollautomatisch arbeitenden Gerät vom
Typ PDS 300. Peritonitiden wurden nicht beobachtet. Die als
erste ausgebildete Patienten verstarb zwischenzeitlich an einer
Herzinsuffizienz, 6 Mon. nach einem unter der Peritonealdia-
lysebehandlung vorgenommenen Herzklappenersatz bei kombiniertem
Mitralvitium. Die übrigen Patienten sind bei 3mal 12stündiger
Dialyse pro Woche gut rehabilitiert.

Differentialindikation zur Peritonealdialysebehandlung

Aus den eigenen Erfahrungen und auf Grund der Mitteilungen aus
der Literatur soll versucht werden, eine Differentialindikation
Peritonealdialyse/Hämodialyse zu erarbeiten. Eine eindeutige
Indikation zur Peritonealdialysebehandlung ist unseres
Erachtens gegeben bei
1. älteren Patienten mit kardiovaskulären Komplikationen,
2. Patienten mit Diabetes mellitus, schwerer Retinopathie und
   beherrschbarer Hypertonie,
3. Patienten mit Erkrankungen, bei denen eine Heparinisierung
   kontraindiziert ist (z.B. Pericarditis),

Tabelle 8. Alter, Geschlecht, Dauer der Ausbildung bzw. Behandlung und
residuale Nierenfunktion bei 5 Heim-Peritonealdialysepatienten

Namens- zeichen	Alter (J.) Geschlecht	Diagnose	Dauer der Ausbildung (Wochen)	Dauer der Behandlung (Wochen)	resid. GFR (ml/min)
Oe., H.	42 (w)	Chron. GN Mitralvitium	4	232	3,1
Sa., A.	36 (m)	Diab. Nephropathie	3	118	2,4
Br., H.	67 (w)	interst. Neph. Zustand nach Nephrektomie	3	78	3,8
Bü., J.	54 (w)	chron. GN	2	36	1,8
La., H.	55 (m)	Diab. Nephropathie	2	32	2,6
Summe				496	
Durchschnitt			2,8	99,2	2,7

4. Heimdialysepatienten ohne Partner,
5. Patienten mit unzureichenden Gefäßverhältnissen,
6. Patienten, die Bluttransfusionen ablehnen.

Eine relative Indikation zur Dauer-Peritonealdialyse besteht
1. bei kleinen Kindern,
2. im hohen Alter,
3. bei Patienten, bei denen in absehbarer Zeit eine Nierentransplantation vorgesehen ist.

Die Dauer-Peritonealdialyse erscheint kontraindiziert
1. bei regionaler Peritonitis,
2. persistierender Hypertonie,
3. nachlassender Effizienz der Dialyse,
4. großer Muskelmasse.

Ausblick

Versucht man, eine Aussage darüber zu treffen, welchen
Stellenwert die Dauer-Peritonealdialyse in Zukunft haben wird,
so müssen in diese Überlegungen mehrere Faktoren eingehen. Die
oben genannten Differentialindikationen der Dauer-Peritoneal-
dialyse-Behandlung machen deutlich, daß die Peritonealdialyse
nicht als Konkurrenz sondern als eine Ergänzung in der Palette
der therapeutischen Möglichkeiten zur Behandlung niereninsuffizienter Patienten anzusehen ist. Im Hinblick auf zukünftige
Entwicklungen muß berücksichtigt werden, daß sich Grenzsituatio-

nen mehren werden, in denen der Einsatz der konventionellen
Hämodialyse nicht mehr sinnvoll erscheint. Die jetzt schon zu
beobachtende Altersverschiebung der Dialysepatienten wird noch
verstärkt werden durch einen sich heute abzeichnenden Auf-
schwung der Nierentransplantation. Die Zahl älterer niereninsuffizienter Patienten mit entsprechend häufigeren Begleiterkrankungen wird zunehmen. Allein von daher ist es sinnvoll,
sich auf eine Ausweitung der Dauer-Peritonealdialysebehandlung
einzurichten, wobei zu hoffen ist, daß insbesondere die Heim-
Peritonealdialyse eine weitere Verbreitung finden wird.

Literatur

1. Buoncristiani U (1975) Clinical results of long term peritoneal
   dialysis. Proc Eur Dial Transplant Assoc 12:145
2. Fenton SSA, Cattran DC, Barnes NM, Waugh KJ (1977) Home peritoneal
   dialysis - a major advance in promoting home dialysis. Trans Am Artif
   Intern Organs 23:194
3. Ghavamian M, Gutch ChF, Kopp KF, Kolff WJ (1972) The sad truth about
   hemodialysis in diabetic nephropathy. J Am Med Assoc 222:1386
4. Giordano C, De Santo NG, Cirillo D, Capodicasa G, Rinaldi S, Cicchetti
   T, Di Maio F (1975) Short daily peritoneal dialysis and protein
   restriction. Proc Eur Dial Transplant Assoc 12:132
5. Hartitzsch B v, Medlock TR (1976) Chronic peritoneal dialysis - a
   regime comparable to conventional hemodialysis. Trans Am Soc Artif
   Intern Organs 22:595
6. Lankisch PG, Tönnis HJ, Fernandez-Redo E, Girndt J, Kramer P, Quellhorst
   E, Scheler F (1973) Use of tenckhoff catheter for peritoneal dialysis
   in terminal renal failure. Br Med J 4:712
7. Oreopoulos DG (1975) Home peritoneal dialysis. Proc Eur Dial Transplant
   Assoc 12:139
8. Quellhorst E, Mietzsch G, Doht B, Fernandez-Redo E, Kubosch J, Leititis
   U, Volles E, Thorwirt V, Scheler F (1975) Sorbithaltige Spüllösung als
   Ursache schwerer Unverträglichkeitserscheinungen bei der Peritonealdialyse. Dtsch Med Wochenschr 100:1431
9. Quellhorst E, Knüttel H (1977) Dialysebehandlung der diabetischen
   Nephropathie. Munch Med Wochenschr 119:509
10. Scribner B (1975) Long term peritoneal dialysis. Proc Eur Dial
    Transplant Assoc 12:131
11. Tenckhoff H, Schechter H (1968) A bacteriologically safe peritoneal
    access device. Trans Am Soc Artif Intern Organs 14:181

Finanzielle Grenzen des Dialyseprogrammes

H. Clade, Köln

Medizinisch-technischer Fortschritt und Kostenexplosion im
Gesundheitswesen

Umfang, Intensität und Kosten der medizinischen Versorgung
werden von vielen, z.T. nur schwer quantifizierbaren Deter-
minanten beeinflußt. Hierdurch entsteht ein außerordentlich
komplexer Sachverhalt, der bei kritischer Betrachtung der
derzeitig expansiven Kostenentwicklung im Gesundheitswesen und
den Versuchen, Möglichkeiten ihrer Begrenzung aufzudecken, sehr
sorgfältig unter Berücksichtigung der unterschiedlichsten
Aspekte analysiert werden muß.

Es ist fast unmöglich, unbestreitbare Aussagen über den Umfang
und die Intensität einer wünschenswerten medizinischen
Versorgung der Bevölkerung zu machen. Zwischen den Vorstellun-
gen, was an medizinischem Versorgungsniveau minimal erforderlich ist, was mit angemessenen Mitteln machbar oder was
wünschenswert ist, bestehen Unterschiede, je nachdem, ob sie
von Patienten, Ärzten, Sozial- oder Gesundheitspolitikern, von
Krankenkassenfachleuten, von Soziotechnikern oder - deren
Antipoden - Sozialethikern und Moralphilosophen entwickelt
werden. Zudem macht es einen Unterschied, ob diese Vorstellun-
gen vor 10 Jahren allgemeingültig waren oder aber auch heute
noch breite Resonanz finden.

Um diese allgemeinen Feststellungen auf das Dialyseproblem zu
reduzieren: Die technische Entwicklung, der medizinisch-
technische Fortschritt und die zunehmende Erfahrung während der
letzten 10 bis 15 Jahre haben die Grenzen der Möglichkeiten der
Dialysebehandlung und Nierentransplantation immer weiter
hinausgeschoben. Einschränkungen, die früher festgeschrieben
schienen, gelten zumindest in den hochindustrialisierten
Ländern heute nicht mehr. Die Zahl der Dialysepatienten nimmt
in der Bundesrepublik Deutschland und im Ausland ständig zu.
Damit steigen aber auch die Anforderungen an die Medizintechnik
ebenso wie an das notwendige Fachpersonal. Im Gefolge damit
wachsen die Kosten für die Behandlung ständig. Die Entwicklung
hat aber auch zur Folge, daß die Unsicherheit wächst, ob nun
das, was in diesem Grenzgebiet noch möglich ist, auch tatsächlich medizinisch, gesellschaftspolitisch, volkswirtschaftlich
und nicht zuletzt aus humanitären Gründen richtig und vertretbar ist. Diese Unsicherheit und die Notwendigkeit, zwischen
Handlungsalternativen entscheiden zu müssen -- bei zunehmend
begrenzten finanziellen Mitteln -, haben sicherlich zunächst

einmal einen medizinisch-menschlichen Aspekt. Fragen nach der
Zumutbarkeit der Behandlung oder der Transplantation bei alten
Menschen oder bei Patienten mit Begleiterkrankungen neben der
Niereninsuffizienz, Fragen auch nach der Berechtigung des
Arztes, für oder gegen die Behandlung zu entscheiden, für oder
gegen eines der möglichen Behandlungsverfahren zu votieren,
erfordern einen Entscheidungsprozeß von großer Tragweite.
Selten knüpfen sich an einen medizinisch-technologischen
Fortschritt wie der Dauer- und Heimdialyse oder der Nierentransplantation so erhebliche ökonomische soziale, organisatorische
und psychologische Probleme, die auch ein Umdenken im Verhältnis Arzt/Patient erforderlich machen. Gerade weil in bisher
nicht gekanntem Maße so viele Probleme ineinander übergreifen,
wurden in aller Welt und auch hierzulande Modellversuche gestar-
tet, deren Entwicklung in vielen Einzelbereichen jedoch noch
keineswegs abgeschlossen und deren Erfahrungsschatz noch nicht
überall ausgeschöpft und nutzbar gemacht worden ist.

Daten- und Faktenanalyse

Der hier insbesondere zu analysierende finanzielle, betriebswirtschaftliche Aspekt und die Einordnung des Stellenwertes der
Dialysetherapie und der Dialysekosten in das gesamte Gesund-
heitsbudget der Bundesrepublik Deutschland erfordern zunächst
die Vermittlung einiger aufschlußreicher Daten und Fakten.
Daraus sind dann Folgerungen zu ziehen, Entscheidungsalter-
nativen aufzuzeigen und Grenzen aufzuspüren.

In der Bundesrepublik Deutschland werden gegenwärtig 6000 chro-
nisch Nierenkranke durch Dialyse versorgt; davon allein 4000 in
Kliniken, Behandlungszentren und Praxen. Weitere 2000 in der
eigenen Wohnung, also auf dem Wege der Heimdialyse. Die
Relation beträgt also 2/3 Zentrumsdialysepatienten zu 1/3
Heimdialysepatienten.

Nierenverpflanzungen werden derzeit an 24 bundesdeutschen
Kliniken durchgeführt. Zum Jahresbeginn 1975 betrug die
Gesamtzahl der bisher in der Bundesrepublik Deutschland
verpflanzten Nieren 1004. Im Jahr 1975 wurden 228 Nierentrans-
plantationen in der Bundesrepublik Deutschland vorgenommen,
eine noch viel zu geringe Zahl. Dies entspricht statistisch 2,8
Verpflanzungen pro Mio. Einwohner und Jahr. Die Bundesrepublik
Deutschland liegt von 29 europäischen Ländern hinsichtlich der
Zahl der Transplantationen nur auf einem 21. Platz. Bei der
Dauerdialyse haben wir ein Verhältnis von 81,8 pro Mio.
Einwohner. Dies entspricht einem 7. Rang von 12 untersuchten
Ländern (alle Zahlen auf das Jahr 1975 bezogen). Heute dürfte
sich das Verhältnis etwas verbessert haben: In der Bundesrepu-
blik Deutschland haben wir 96 Dauerdialysepatienten pro Mio.
Einwohner; in Frankreich, das an der Spitze der europäischen
Länder liegt, sind es 106. Die Betrachtung zeigt: Die Bundes-
republik ist demnach hinsichtlich der Zahl der Transplantationen leider noch ein "Entwicklungsland". Wir sind noch
weitgehend von der Versorgung durch Eurotransplant in Leiden/
Niederlande abhängig, ohne eine ausreichende Zahl von Spenderorganen dorthin zu liefern (Abb. 1).

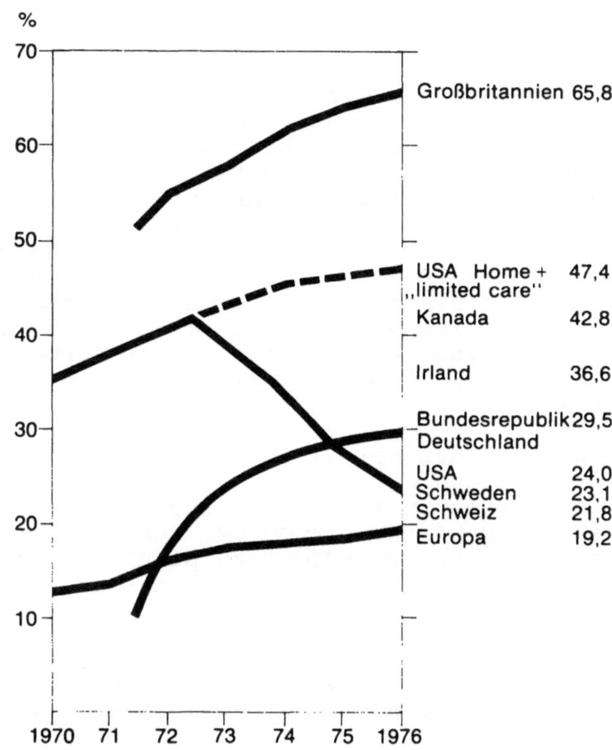

Abb. 1. Heimdialyse im internationalen Vergleich (Angaben in %, bezogen auf die Gesamtzahl der Heimdialysepatienten) [2]

Folgende Behandlungskosten dürften heute bei der Dauerdialyse im Durchschnitt anzusetzen sein:
1. Im Falle der Zentrumsdialyse in der Klinik oder der Praxis eines niedergelassenen Arztes rund 90.000-1000.000 DM pro Patient und Jahr;
2. im Falle der Heimdialyse, die einen großen Teil der Leistungen und Lasten auf den Patienten und dessen Familie in Form von Eigenbeteiligung und Selbsthilfe ablädt, rund 50.000-60.000 DM pro Patient und Jahr;
3. im Falle der Limited Care-Dialyse, die mit weniger Fachpersonal als die Zentrumsdialyse auskommt, zwischen 60.000 und 70.000 DM pro Patient und Jahr.

Geht man davon aus, daß chronisch Nierenkranke 2-3mal wöchentlich dialysiert werden müssen und unterstellt man die genannten Durchschnittskosten, so kostet die Behandlung der 4000 Zentrumsdialysepatienten z.Z. jährlich 360 Mio. DM, die Behandlungskosten der 2000 Heimdialysepatienten betragen 100 Mio. DM jährlich (die Zahl der Limited Care-Dialysepatienten konnte dabei nicht besonders erfaßt werden). Insgesamt belaufen sich somit die Gesamtkosten der Dialysebehandlung auf 460 Mio. DM jährlich.

Etwa 1000 der Schwer-Nierenkranken bedürfen z.Z. der Transplantation, da ihnen damit besser und kostengünstiger geholfen
werden kann als mit der Dialyse. Es können derzeit aber nur
200 durch Transplantation von Klinik- oder Heimdialyse befreit
werden. Die Probleme sind weitgehend bekannt: Zum einen sind
manche Kliniken heute personell und räumlich noch nicht in der
Lage, noch mehr Transplantationen vorzunehmen. Dafür braucht
man erst einmal sehr viel Geld. Das größte Problem aber: Es
gibt zu wenige Spenderorgane. Zudem läßt das seit Jahren
geforderte Transplantationsgesetz, das die Organentnahme
erleichtern soll (etwa durch sog. Widerspruchslösung) immer
noch auf sich warten. Mit einer raschen Verabschiedung dürfte
auch in naher Zukunft nicht zu rechnen sein, obwohl die
Vorarbeiten zu einer gesetzlichen Regelung bereits weit
gediehen sind.

Gegenüber der Heimdialyse schneidet die Transplantation
hinsichtlich der Kosten überaus günstig ab: Eine Transplantation kostet im 1. Jahr 30.000-40.000 DM, in jedem folgenden
Jahr 3000 bis über 4000 DM. Rechnet man die Kosten hoch, so
kommt man bei 200-230 Transplantationen pro Jahr auf einen
Gesamtkostenbetrag in Höhe von 6 bis fast 10 Mio. DM. Hinzu
kämen die direkten Folgekosten in den Jahren nach der
Transplantation bei den 300-400 in der Bundesrepublik noch
lebenden Empfängern von Spenderorganen. Daraus ergibt sich ein
Betrag von einer weiteren Mio. DM, so daß die Transplantationskosten zusammen 7-11 Mio. DM betragen.

Ein Blick in die Zukunft der Dauer- und Heimdialyse ergibt
folgende Rechnung (nach Angaben des Kuratoriums für Heimdialyse
e.V., Neu Isenburg):
Geht man davon aus, daß jährlich rund 40 neue Dialysepatienten
pro Mio. Einwohner (absolut: 2400) dazukommen und sich unter
der aus heutiger Sicht gegeneinander aufgerechneten Zuwachs-,
Lebenserwartungs- bzw. Todesfallrate und schließlich der
tendenziellen Abwanderung zur Transplantation die Zahl der
jeweils gleichzeitig dialysierten Patienten etwa bei 100
Personen pro Mio. Einwohner einpendeln wird, so wird die
Dialysepatientenpopulation bis zum Jahr 1982 auf rund 16.000
chronisch Nierenkranke wachsen. Selbst wenn die Krankenhaus-
kosten nicht weiter steigen würden und wenn es gelänge, den
Anteil der Heimdialysepatienten an der Gesamtversorgung bis zum
Jahr 1982 zu verdreifachen, wären dann für 10.000 Zentrumsdialysepatienten jährlich 900 Mio. DM und für 6000 Heimdialysepatienten zusätzlich 300 Mio. DM aufzuwenden. Unter sonst
gleichen Bedingungen wären in 5 Jahren jährlich somit 1,2
Milliarden DM aufzuwenden - ein Betrag, der wahrscheinlich noch
viel höher liegen wird, da sich die Kosten der Krankenhaus-
pflege bis 1982 nach Schätzungen von Experten (rheinland-
pfälzisches Sozialbudget; Professor Dr. Dr. Hermann Hoffmann,
Dortmund) nahezu verdoppeln werden.

Ein großes Unsicherheitsmoment in der Schätzung der Dialyse-
patientenpopulation besteht außerdem darin, die Ergebnisse der
Heimdialyse und die klinischen Erfahrungen vermehrt bei
Zweiterkrankungen (z.B. Diabetes) und verstärkt auf Patienten

über 60 und unter 15 Jahren anzuwenden. Für den Betriebswirt
fast unwägbar ist das damit verbundene höhere medizinische
Risiko, das ärztliche Haftungsrisiko und die Frage, ob andere
Verwendungsalternativen bei begrenzten Ressourcen zu raten
wären. Interessant ist in diesem Zusammenhang eine Feststellung
von Dr. Gurland anläßlich des Kongresses der Deutschen
Gesellschaft für Innere Medizin (1974). Er sagte, daß 40% der
heute in Behandlung befindlichen Dialysepatienten vor 10 Jahren
noch nicht behandelt worden wären.

Versucht man sich ein Bild vom Stellenwert der Kosten der
Dialyseprogramme im Gesamtbudget des bundesdeutschen Gesund-
heitswesens zu machen, so ergibt sich folgende Rechnung: Im
Jahr 1977 haben die Gesamtausgaben der gesetzlichen und
privaten Krankenversicherungen rund 75 Milliarden DM betragen.
Gemessen an diesem Betrag machen die Direktkosten der Dialysebehandlung einschließlich der Transplantationskosten weniger
als 1% aus. Gemessen am Bruttosozialprodukt von damals mehr als
1,2 Billionen DM wäre der Kostenanteil noch verschwindend
geringer. Diese Prozentrechnung mag auf den ersten Blick das
Kostengewissen beruhigen, festzustellen aber ist: Für einen
relativ kleinen Bevölkerungsteil (6000 Bundesbürger) wird ein
relativ hoher und in naher Zukunft exponentiell wachsender
Kostenanteil den Kostenträgern und damit der Gemeinschaft aller
Versicherten aufgelastet. Zwar ist es Sinn jeder Versicherung
und des Solidaritätsprinzips, daß auch Großrisiken von der
Gemeinschaft finanziell getragen werden. Aber die Grenzen der
Solidaritätspflicht können bei der hier gegebenen extremen
Relation sehr schnell erreicht werden. Denn immerhin müssen 98%
der Bevölkerung, die gegen Krankheit versichert ist, die Kosten
und Folgekosten von 1‰ der Bevölkerung (6000 Patienten)
finanzieren. Die Frage, können wir uns den Behandlungs- und
Heilungsaufwand auch in Zukunft noch leisten, wo und wie muß
sinnvollerweise gesteuert werden, kann nur vordergründig
beantwortet werden, wenn lediglich die betriebswirtschaftlich
exakt erfaßbaren Direktkosten der Dialysebehandlung berücksichtigt werden. Eine Kosten/Nutzen-Analyse und eine Sozial-
budgetrechnung muß auch die enormen, von Patient zu Patient
sehr unterschiedlichen Sozialkosten erfassen, die dem Kranken-
und Rentenversicherungsträger, der Sozialhilfe und anderen
Sozialleistungsträgern entstehen (entsprechendes gilt auch für
den "Nutzen" bei der Rehabilitation). Dies sind in erster
Linie:
1. Kosten der stationären Krankenpflege im Akutfall oder bei
   Komplikationen,
2. Arznei- und Heilmittelkosten,
3. Fahrt- und Transportkosten,
4. Sterbehilfekosten,
5. Hinterbliebenen- und Waisenrenten,
6. Sozialhilfe (Einzelhilfe oder Hilfe zum Lebensunterhalt),
7. sonstige Sozialleistungen.

Bei der Heimdialyse kommen nicht-ausgabenwirksame Sozialkosten
hinzu, die in Form von Selbsthilfe und Hilfe von Familienmit-
gliedern für den Dialysepatienten in einem z.T. erheblichen
Umfang erbracht werden müssen. Dieser Aufwand läßt sich nur

schwer schätzen, allenfalls in einer Vergleichsrechnung mit der
Zentrumsdialyse, bei der sich die Kosten als Pflegekosten
ausgabenwirksam niederschlagen. Ein Anspruch auf Zahlung eines
Pflegegeldes ist bei der Heimdialyse nicht gegeben, wie das
Bundessozialgericht im Juli 1977 in einem Grundsatzurteil
feststellte. Es hat das Begehren eines Krankenversicherten auf
Zahlung von 15 DM je Dialysebehandlung abgelehnt.

Rechnet man die Arztkosten zu den pauschalierten Direktkosten
hinzu, so ergibt sich folgendes Verhältnis: Pro Heimdialyse
werden die Kassen mit 340-370 DM belastet, wohingegen die
Dialyse in der kassenärztlichen Praxis oder im Zentrum über 600
DM beträgt (Arztkostenanteil mit 36 DM pro Dialyse berechnet).
Da die Zentrumsdialyse das 1,7fache der Heimdialysekosten
verursacht, spricht die Ökonomie für einen möglichst frühzeitigen Übergang von der Zentrums- zur Heimdialyse oder zumindest
zur Limited Care-Dialyse. Allerdings ist die Rückverweisung auf
die Heimdialyse nicht nur ein medizinisch-gesundheitspoliti-
sches Problem, sondern auch ein Problem der Selbst- und
Mithilfe durch Familienangehörige. Auch gute medizinische
Gründe sprächen dafür. Wir alle wissen, daß betriebswirtschaftliche und medizinische Notwendigkeiten auch hier nur begrenzt
realisiert werden können, wenn die Heimdialyse aus familiären
und persönlichen Gründen eben nicht immer in medizinisch
indizierten Fällen durchgeführt werden kann. In unserer
Arbeitnehmergesellschaft ist die Kern- und Kleinfamilie im
Schwinden begriffen; zudem hat die Anspruchsinflation in
unserem Wohlfahrtsstaat den Trend begünstigt, die kostenträch-
tigere, aber für die Beteiligten oftmals "bequemere" Zentrumsdialyse zu beanspruchen (Abb. 2).

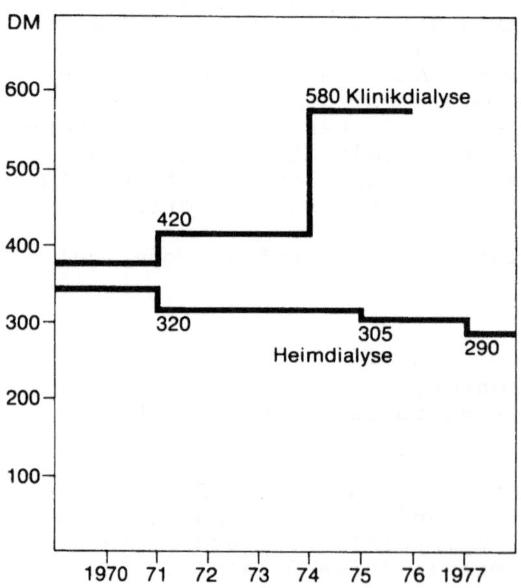

Abb. 2. Entwicklung der
Kosten einer Heimdialyse
(vergleichbare Durchschnitt-
kosten des Kuratoriums für
Heimdialyse, Neu Isenberg)
bzw. einer Klinikdialyse
(geschätzter Durchschnitt für
die Bundesrepublik Deutschland) [6]

Unzulängliche Kosten/Nutzen-Rechnungen

Obwohl der Entscheidungszwang wie überall in der Medizin auch
hier wächst, wissen Kranken- und Rentenversicherungsträger nur
unzureichend die Kostendimension des Krankheitsbildes "terminale
le Niereninsuffizienz" einzuschätzen. Mit einigen 1000 DM
werden die Versicherungen allein infolge von Fahrt- und
Taxikosten jährlich belastet; selbst große Landesverbände von
RVO-Krankenkassen besitzen über diese Ausgaben keine Unterlagen,
allenfalls die Kasse des Patienten selbst. Der Medikamentenverbrauch
brauch ist ebenfalls größenordnungsmäßig nur schwer zu erfassen,
sen, je nachdem, ob ein oder mehrere Krankheitsbilder zusammentreffen.
treffen. Die Krankengeldzahlungen dürften gering zu veranschlagen
gen sein; nach Erfahrungen der Klinik Köln-Merheim beziehen
weniger als 20% der Dialysepatienten Krankengeld. Bei
längerfristigem Bezug drängt die Kasse meist sehr schnell
darauf, auf Erwerbs- oder Berufsunfähigkeitsrente umzuschalten.
Daß dieses Umschalten bei den Rentenversicherungen massiv und
lang andauernd zu Buche schlägt, ist keine Frage.

Ein Prozentsatz von 60-80% der Nierendialysepatienten gilt als
beruflich rehabilitiert, so daß sie in der Regel keinen
Anspruch auf weitere Sozialleistungen mehr haben. Allerdings
kann die Erwerbsfähigkeit so eingeschränkt sein, daß Berufs-
unfähigkeitsrente gezahlt wird, obwohl ein reduziertes
Erwerbseinkommen bezogen wird. Angaben über die Zahl der Fälle
und die Kostenrelevanz dieser Gruppe von Patienten liegen
allerdings nicht vor. Immerhin muß man in einer Kosten/Nutzen-
Rechnung auf der Positivseite verbuchen, daß die in den
Erwerbsprozeß reintegrierten Patienten je nach dem erreichten
Grad ihrer Rehabilitation einen Beitrag zur Steigerung des
Bruttosozialprodukts durch ihre Berufstätigkeit leisten und als
Beitrags- und Steuerzahler in beträchtlichem Maße zur Mitfinan-
zierung und Alimentierung der nicht voll erwerbs- und
berufsfähigen Patienten dieses oder anderer Krankheitsbilder
beitragen. In Anbetracht des hohen Grades der beruflichen
Rehabilitation von Nierendialysepatienten ist es sogar
wahrscheinlich (wie amerikanische Untersuchungen ergeben
haben), daß der volkswirtschaftliche Beitrag der berufstätigen
Dauerpatienten so groß ist, daß er die Finanzierung der
Soziallasten der nicht berufstätigen Patienten (der weitaus
geringeren Gruppe) weitgehend bestreitet oder diese sogar mehr
als kompensiert. Ein Optimum - aus der Sicht einer volkswirtschaftlichen Kosten/Nutzen-Rechnung - wäre bereits dann
erreicht, wenn sich Aufwand und Ertrag dieser und jener Gruppe
die Waage halten.

Weitaus geringer ist der Anteil der Dialysepatienten, die
dauernd erwerbs- oder berufsunfähig sind. Sie liegt in der
Bundesrepublik Deutschland derzeit zwischen 20 und 40%. Diese
Gruppe bezieht demnach eine Rente oder andere Sozialleistungen
(Pension, Krankengeld, Sozialhilfe usw.). Durchschnittsbeträge
und Hochrechnungen zu nennen, wäre ein schwieriges Unterfangen,
denn diese Leistungen sind individuell sehr unterschiedlich.
Sie hängen weitgehend vom Einkommen und vom Versichertenlebens-
lauf ab (Lohnbezogenheit der Rente).

Unterstellt man eine durchschnittliche Lebenserwartung des
Dialysepatienten von 12-15 Jahren nach Beginn der Dialysebehandlung, so ergeben sich in Form von Renten- und Pensions-
zahlungen beim Ableben des Patienten enorme Sozialkosten, die
als Gemeinschaftsaufgaben durch die Rentenversicherungsträger
und den Staat finanziert werden müssen. Exakte Angaben hierüber
liegen nicht vor, allenfalls Vergleichszahlen: So schlägt
beispielsweise ein letaler Infarkt mit etwa 1/2 Mio. DM an
Folgekosten für Witwen- und Waisenversorgung zu Buche. Ein
Mehrfaches beträgt der Produktionsausfall, der in eine
gesamtwirtschaftliche Kosten/Nutzen-Rechnung eingehen müßte.
Diese Rechnung kann analog auf das Dialyseproblem übertragen
werden.

Ähnlich schwierig ist die Erfassung der Gesamtkosten bei
vergleichbaren Krankheitsbildern (also bei chronischen Leiden
und Gebrechen). Ein Bluterpatient "kostet" die Kassen jährlich
100.000-700.000 DM, im Extremfall über 1,5 Mio. DM jährlich. Im
Vergleich zu der Zahl der Dialysepatienten ist die Zahl der
Bluter in der Bundesrepublik Deutschland mit 3600 Patienten geringer und dürfte in Zukunft nur linear wachsen, während die
Zahl der chronischen Nierenkranken exponentiell steigen dürfte.

Insgesamt wesentlich kostenträchtiger sind die Krankheits- und
Folgekosten der Rheumatiker und anderer Erkrankungen des
Bewegungsapparates. Allein rund 600.000 Bundesbürger sind wegen
einer Erkrankung des Bewegungsapparates arbeitsunfähig;
jährlich fallen dadurch 50 Mio. Arbeitstage aus; 20.000
Berufstätige werden im gleichen Zeitraum "Frührentner". Mit
500.000 Heilverfahren jährlich rangieren die Rheuma-Erkrankun-
gen in der Bundesrepublik noch vor den Herz- und Kreislauferkrankungen, Krebs und Diabetes. Diese sind damit die
"teuersten" Krankheiten. Auf den einzelnen Patienten bezogen
allerdings dürfte der Rheumatiker wesentlich "billiger" zu
behandeln sein als der Dialysepatient. Der Vergleich zeigt, daß
hier mit dem gleichen Aufwand mehr "Nutzen" für eine größere
Zahl von Patienten zu erzielen wäre.

Patientenbezogene Angaben über die Behandlungskosten, über
medizinische und berufliche Rehabilitation beispielsweise von
Querschnittsgelähmten und Diabetikern fehlen ebenfalls, so daß
noch nicht einmal eine ordinale Einschätzung des Dialysekosten-
problems im Gesamt der "extremen" Krankheitsbilder möglich ist.
Eines läßt sich aber sagen: Unter dem Blickwinkel betriebs- und
gesamtwirtschaftlicher Kosten/Nutzen-Analysen drängt sich die
Frage auf, ob der finanzielle Aufwand, der heute für die
Dialyse getrieben wird, schon in naher Zukunft für die
Behandlung weitaus expansiverer Krankheitsbilder absorbiert
wird. Die Gefahr besteht, wenn nicht rechtzeitig gesteuert
wird, daß mit der Niereninsuffizienz "konkurrierende" Krankheitsbilder nicht oder in nicht ausreichendem Umfang finanziell
durch Solidargemeinschaften abgesichert sind. Dazu darf es aber
in keinem Fall kommen, dazu müssen Betriebswirte und Mediziner
sämtliche Mittel richtig verstandener Sparsamkeit nutzen, nicht
zum Schaden, sondern zum Vorteil aller Patienten. Aufschluß-
reiche Hinweise darüber, wo rationalisiert und gespart werden

kann, bieten der Datenfundus großer Krankenversicherungsträger
und Dialysezentren bzw. deren Träger. Die aufbereiteten Daten
müssen nicht nur Finanzfachleuten verständlich sein, sondern
müssen auch den Medizinern als Grundlage von Verordnungen und
langfristigen Planungen dienen können.

Möglichkeiten und Grenzen der Kostenreduktion

Der Betriebswirt muß sämtliche Dialysekosten im Hinblick auf
mögliche, bisher nicht genutzte Spar- und Rationalisierungs-
reserven durchmustern. Die Manövriermasse auf den beiden
Ebenen - Erstinvestitions-, laufende Benutzer- und Personal-
kosten - ist allerdings z.T. recht begrenzt.

Ein Kalkulationsbeispiel für eine Heimdialyse (1973) im Raum
Nordrhein-Westfalen ist aus Tabelle 1 ersichtlich. Die
Anschaffungskosten pro Dialysegerät in Höhe von durchschnitt-
lich 30.000 DM und die relativ kurze Abschreibungsdauer von nur
4 Jahren mahnen auch hier zur Sparsamkeit.

Große Träger von Dialyseeinrichtungen erzielen Preisvorteile
durch Mengenrabatte und Sonderkonditionen beim Hersteller.
Betriebswirtschaftlich richtig wäre es daher, daß sich
sämtliche Träger bei der Anschaffung neuer Geräte gegenseitig
abstimmen und Großeinkäufe tätigen (möglicherweise auch auf

Tabelle 1. Kosten einer Heimdialyse im Raum Nordrhein-Westfalen (Landes-
verband der Ortskrankenkassen Rheinland, Düsseldorf 1973)

Dialysekosten insgesamt	355,66 DM
(ohne Arztanteil in Höhe von 36,- DM)	
Dieser Beitrag teilt sich in folgende Einzelposten auf:	
Grundausstattung	68,-- DM
(anteilige Abschreibungen auf das Dialysegerät)	
Installationskosten	4,-- DM
Gewährleistung der Betriebsbereitschaft durch	
Wartung und Reparatur	12,80 DM
Verbrauchsmaterial pro Dialyse einschließlich	
Dialysehilfsstoffe und Medikamente	196,-- DM
(darin Kosten für Einmal-Platten: allein 100,-- DM)	
Gewährleistung des Bereitschaftsdienstes durch	
Schwestern oder Pfleger	10,15 DM
Bereitstellung einer Pflegekraft	12,80 DM
(bis maximal 6 Wochen)	
Strom- und Wasserkosten	3,85 DM
Versicherungskosten	5,-- DM
Verwaltungskostenbeitrag an die	
Kassenärztliche Vereinigung Nordrhein	7,82 DM
Zwischensumme	320,42 DM
Mehrwertsteuer (11%)	35,24 DM
Gesamtkosten	355,66 DM

europäischer oder internationaler Ebene). Durch zunehmende
Standardisierung der Apparaturen und des Zubehörs können die
Herstellerfirmen betriebswirtschaftlich optimale Fertigungs-
serien auflegen. Dadurch wird die Kostendegression großer
Produktionsserien eher ausgenutzt. Die Folge: Das Produkt kann
preisgünstiger am Markt angeboten werden (freilich nur dann,
wenn der Anbieter bereit ist, optimale Fertigungsgrößen
aufzulegen und die dadurch erzielten Kostenvorteile in Form von
Preisnachlässen an den Abnehmer weiterzugeben).

Die Kostenträger müssen prüfen, ob Eigenanschaffung oder das
Leasing bzw. die Anmietung von Geräten auf Dauer kostengünstiger ist. Verschwendung bei der Anschaffung geht hier in die
Hunderttausende. Gefragt werden muß, ob bei technisch voll
ausgereiften Geräten immer das angeblich modernste, beste und
komplizierteste Gerät ein noch funktionstüchtiges, bisher
bewährtes Gerät ersetzen soll (vielleicht auch nur aus
Prestigegründen).

Ökonomisch und medizinisch vertretbar wäre allenfalls die Anschaffung technisch verbesserter Geräte, die den Behandlungs-
erfolg deutlich erhöhen und/oder den psychologischen Dauerstreß
des Patienten infolge dessen Abhängigkeit von der Maschine ab-
bauen (Stichwort: tragbare Niere). Der ökonomische Entscheidungszwang ist überdies auch vom Einsatzort des Dialysegerätes weitgehend vorprogrammiert: Wir alle wissen, daß die Krankenhaus-
investitions- und Pflegekosten wesentlich schneller wachsen als
die der freien Praxis oder die der Heimpflege. Nach Berechnung
des Neu Isenburger Kuratoriums müßten jährlich mindestens 160
Mio. DM neu investiert werden, um 800 neue, zusätzlich
benötigte Krankenhausbetten für die Dauerdialyse einzurichten
und vorzuhalten. Selbst bei 3facher Belegung der derzeitigen
Kapazitäten dürften sich an den Krankenhäusern vor allem große
personelle Engpässe ergeben.

Die Investitionskosten bei der Heimdialyse betragen dagegen nur
etwa 1/7 der Kosten, die durch die Einrichtung eines Dialyse-
platzes im Krankenhaus entstehen. Die betriebswirtschaftliche
Folgerung daraus lautet: Weg von der Zentrumsdialyse, hin zur
Heimdialyse.

Die Frage des Recycling stellt sich auch hier aus Kosten-
gründen. Wiederaufrüstbare Dialysegeräte sind gegenüber Einmal-
Geräten um rund 25% billiger im Hinblick auf die variablen
Kosten. In der Kostenrechnung des LdO Rheinland sind Einmal-
Platten 1973 noch mit 100 DM kalkuliert worden; diese sind
inzwischen wesentlich verbilligt worden. Dagegen verursacht das
Einlegen neuer Folien beim Dauerdialysator nur geringe Kosten.
Die betriebswirtschaftliche Folgerung daraus lautet: Die Kosten
des Einmal-Dialysators müssen durch Großeinkauf und Massen-
produktion so gesenkt werden, daß annähernd der Kostenspareffekt
des wieder aufrüstbaren Gerätes erreicht wird. Dies ist keine
komplizierte betriebswirtschaftliche Optimierungsrechnung,
sondern für jeden Verwaltungsfachmann leicht kalkulierbar.

Mit dem spitzen Rechenstift allein können andere Fragen nicht
entschieden und in die wünschenswerte Richtung gelenkt werden:
Theoretisch denkbar ist die Entwicklung gesundheitspolitischer
Richtlinien und Entscheidungshilfen, die die Transplantation
begünstigen und die Dauerdialyse erschweren, so daß auch gegen
den primären Wunsch des Patienten zwangsläufig transplantiert
würde. Zumindest wird man sich darum bemühen müssen, jeden
Patienten, der dafür geeignet ist, zum frühestmöglichen
Zeitpunkt zur Transplantation zu verhelfen. Wesentlich zu
aktivieren wäre deshalb auch die organisierte, finanziell
abgesicherte Vermittlung von Spenderorganen - vor allem auch
auf internationaler Ebene - und Aufklärungsaktionen hierüber.
Wünschenswert wäre es, Transplantation *und* Dialyse in ein
optimales Verhältnis zu bringen (Stichwort: Weg von der
konkurrierenden zur *komplementären* Therapie). Ein wesentlicher
Kostenschnitt wäre dann zu erzielen, wenn es gelänge, das
Verhältnis Heimdialyse zu Klinikdialyse von derzeit 1:3 in sein
Gegenteil zu verkehren.

Hypothetisch vorstellbar sind auch Entscheidungskriterien, die
aus medizinischen und ethischen Gründen bestimmte Patienten,
sei es mit erkennbar schlechter Prognose oder beim Zusammentreffen mehrerer Krankheiten, einer in diesen Fällen indizierten Behandlung zuführen.

Erfahrungswerte und objektivierbare Behandlungsrichtlinien sind
denkbar, die dem Arzt und Patienten im Verlaufe einer Krankheit
signalisieren, zu welchem Zeitpunkt am günstigsten von der
Klinik- zur Heimdialyse umgeschaltet werden kann. In Zukunft
wird man noch mehr der Transplantation Vorrang geben müssen.
Wenn man auf eine durchschnittliche 3jährige Überlebenszeit des
Transplantats abstellt, so ergibt sich bei einer einzigen
erfolgreichen Transplantation innerhalb eines Zeitraumes von 3
Jahren gegenüber der Klinikdialyse eine Ersparnis von rund
220.000 DM. Bei jährlich 1000 Nierentransplantationen beläuft
sich die Gesamtsumme der ersparten Klinikdialysekosten in 3
Jahren auf fast 220 Mio. DM. Die Transplantationsfrequenz kann
aber nur dann gesteigert werden, wenn organisatorische und
juristische Hemmnisse beseitigt werden. Würden lediglich 3-5%
der rund 19.000 tödlichen Unfallopfer in der Bundesrepublik als
Spender gewonnen, so könnte der Bedarf von etwa 1000 Spender-
nieren pro Jahr gedeckt werden (heute sind es lediglich
unzureichende 0,5%).

Kosten/Nutzen-Relationen und wohlgemeinte betriebswirtschaftliche Ratschläge stoßen immer dann auf harte Grenzen, wenn
ethische Grundanliegen und der Grundsatz der Gleichheit und
Gleichbehandlung aller Patienten tangiert werden. Zudem sollte
in einer zivilisierten Wohlstandsgesellschaft immer noch die
medizinische Indikation und der humanitäre Aspekt den Entscheidungszwang erleichtern. Denn exponentiell wachsende Soziallasten
sind dann finanzierbar, wenn die Gesellschaft auch in Zukunft
bereit ist, einen immer größeren Anteil der volkswirtschaftlichen
Wertschöpfung für das Gut "Gesundheit" zu verwenden. Allerdings
wird man sehr sorgfältig alternative Verwendungsmöglichkeiten,
Prioritäten in den Gemeinschaftsaufgaben und die Zahl der
betroffenen Leistungsempfänger im Auge behalten müssen.

Literatur

1. Arnold M (1977) Leistungsdruck und Kostenbegrenzung im Krankenhaus. Dtsch Ärztebl 45:2699–2707
2. Combined report on regular dialysis and transplantation in Europe VI 1975; combined report on regular dialysis and transplantation of children in Europe 1975. Medolla, Italy, als hektographiertes Manuskript gedruckt.
3. Dreikorn K, Ritz E, Röhl L, Lenhard V, Gurland HJ (1976) Nierentransplantation: Aktueller Stand, Fortschritte und Probleme. Dtsch Ärztebl 47:3007–3016
4. Flöhl R (1977) Eurotransplant vermittelte 3500 Nieren. Frankfurter Allgemeine Zeitung vom 28. 9. 1977, S 5
5. Kessel M (1975) Die künstliche Niere im Heim. Die Entwicklung der Heimdialyse unter besonderer Berücksichtigung Berlins. Berl Ärztebl 10:569–579
6. Ketzler K (1977) Wirtschaftliche Aspekte der Versorgung chronisch Nierenkranker durch Dialyse und Transplantation. Die Krankenversicherung 29:298 ff
7. Kuratorium für Heimdialyse eV (1977) Dialyse und Nierentransplantation. Zusammenfassende Darstellung der Problematik. Frankfurt, hektographiertes Manuskript, 30. 9. 1977
8. KM (1977) Viele warten auf Nierentransplantation. Stuttgarter Zeitung vom 30. 7. 1977
9. Land W, Chaussy C (Hrsg) (1976) Errichtung eines überregionalen Transplantationszentrums an der Chirurgischen Klinik der Universität München. München, hektographiertes Manuskript, zu beziehen über: Kuratorium für Heimdialyse eV, Neu Isenburg
10. Lutzius F (1977) Nierenspender im Nachbarland half einem Mädchen im Revier. Westdeutsche Allgemeine Zeitung Nr 225 vom 28. 9. 1977
11. Neumeister H (1977) Noch immer fehlt ein Transplantationsgesetz. Deutschland-Union-Dienst Nr 176 vom 14. 9. 1977. S 5
12. NN (1977) Die Jagd auf Spender. Der Spiegel 30:133–136
13. NN (1977) Niereninsuffizienz: Hämodiafiltration: Die Alternative zur Dialyse. Euromed 19:771–776
14. Ohnesorge H (1977) Eine Niere gegen Höchstgebot? Die Welt vom 30. 7. 1977
15. Pichlmayr R (1977) Klinische Probleme der Nierenverpflanzung und der Organgewinnung. Die Krankenversicherung 29:294–297
16. Schattenfroh S (1972) Vehikel der Gesundheit. Euromed 19:766
17. Sieberth HG (1972) Apparative Voraussetzungen für die Hämodialyse. Dtsch Ärztebl 41:2626–2632
18. Siegler M, Dreikorn K, Gurland HJ, Ritz E, Röhl L, Schüler HW (1974) Derzeitiger Stand der Nierentransplantation in der Bundesrepublik Deutschland. Dtsch Ärztebl 1:24–30

Sind Auswahlkriterien zulässig?

F. Böckle, Bonn

Sie haben während eines ganzen Tages über mögliche Grenzen der
Dauerdialyse diskutiert. Das Lebensalter, verschiedene Nebener-
krankungen, die Technik des Gefäßzugangs oder das psychosoziale Umfeld wurden als mögliche limitierende Faktoren in
Erwägung gezogen. Als eifrig zuhörender Laie, der sich auch in
früheren Jahren ab und zu mit der Problematik der "künstlichen
Niere" vertraut zu machen versuchte, bin ich vom Ergebnis
fasziniert. Es klingt fast unglaublich, wie die noch vor
wenigen Jahren restriktiven Grenzen erweitert wurden. Eine
Altersbegrenzung nach oben scheint nach dem, was wir heute
hörten, nicht mehr indiziert. Diabetes, vaskuläre oder Tumor-
Erkrankungen verlangen im Normalfall keine Kontraindikation.
Die technischen Probleme sind lösbar. Von eindeutigen Limiten
hörten wir eigentlich nur im Bereich der Dialyse beim Kind. So
scheinen der Machbarkeit beinahe keine Grenzen mehr gesetzt.

Doch dieser Eindruck ist wohl zu optimistisch. Es lassen sich
zwar nur schwer generelle Einschränkungen formulieren. Man kann
nicht einfach auf einen einzelnen limitierenden Faktor
verweisen und denselben dann generalisieren. Herr Edel hat dies
im Hinblick auf Tumore treffend zum Ausdruck gebracht: Man kann
es nicht verantworten, etwa generell die Norm aufzustellen, bei
einer bloß 3-6monatigen Lebenserwartung dürfe oder solle keine
Dialyse begonnen werden. Damit aber sind die Probleme nicht vom
Tisch. Wenn es den einzelnen für sich limitierenden Faktor so
allgemein nicht gibt, so gibt es eben möglicherweise doch das
konkrete Syndrom, die Kombination von Symptomen und Umständen,
die im konkreten Fall eine Dauerdialyse verunmöglichen. Grenzen
der bloßen Machbarkeit sind also geblieben und werden voraus-
sichtlich immer bleiben, auch wenn sie schwer zu generalisieren
sind.

Grenzen sind Markierungen, die zu überschreiten nicht ratsam,
ja in bestimmten Fällen schädlich ist. Damit ist das 1. und
zugleich fundamentalste Kriterium genannt, das für alles
ärztliche Handeln gilt: nil nocere suprema lex! Es ist die
immanente Grenze des "ultra posse nemo obligatur". In ihr
steckt ein höchstes Auswahlprinzip, das sie nicht selbst
bestimmen, das ihnen vielmehr auferlegt ist. Aber - und dies
klang durch den heutigen Tag beständig an - die Frage des
reinen "posse", die Frage der technischen Machbarkeit ist nicht
die ganze Frage nach den Grenzen der Dialysetherapie.

Die Frage nach dem verantwortlichen ärztlichen Handeln ist ja
nicht eine Frage bloßer technischer Machbarkeit. Sie umschließt
die Frage sinnerfüllten Handelns, und zwar *sowohl* im Bereich
individualtherapeutischen Einsatzes als auch im Bereich
gesundheitlicher Gesamtplanung. Mit dem zweiten Aspekt, mit der
Gesundheitsplanung, geraten wir auf ein Feld, in dem gefragt
werden muß, wie die einzelnen Möglichkeiten individualthera-
peutisch sinnvollen Handelns zum Wohlergehen aller eingesetzt
werden können. Haben hier gewisse Therapien Priorität? Wir
überschreiten damit den individualtherapeutischen Gesichtspunkt, bewegen uns aber noch in den Grenzen, die dem sinnvollen
ärztlichen Handeln im umfassenden Sinn gestellt sind. Dazu
gehört auch die Frage nach den Auswahlkriterien für eine
Zulassung zur Dialyse, wenn nicht genügend Plätze zur Verfügung
stehen sollten. Ich vermag nicht zu beurteilen, wie akut das
Problem gegenwärtig in Deutschland ist. Noch auf dem Giessener
Symposium von 1973 sprach man von einer Relation 1 zu 5, die
allerdings regional unterschiedlich zu beurteilen war. Bei der
Einweihung des Würzburger Limited care centre für Heimdialyse
hörte ich, daß im Augenblick für weite Gebiete flächendeckend
genügend Plätze zur Verfügung ständen. Die Frage ist aber nicht
vom aktuellen Stand der Kapazität in unserem Land abhängig, sie
stellt sich prinzipiell. Bei allem Verständnis, das ich dafür
aufbringe, daß man die theoretische Frage nach möglichen
außermedizinischen Kriterien in Medizinerkreisen nicht gerne
diskutiert, sollte man sich ihr gegenüber nicht ganz verschlie-
ßen. Sie könnte gerade in einer Zeit, in der sie nicht durch
einen Versorgungsengpaß aufgezwungen wird, sachlicher, frei von
Emotionen besprochen werden.

Aus diesen Eingangsüberlegungen ergeben sich im Blick auf die
Frage nach der Zulässigkeit von Auswahlkriterien 3 Problem-
kreise:
1. die Frage sinnerfüllten Handelns im Bereich individueller
   Therapie,
2. die Frage der Prioritäten in der Gesundheitsplanung,
3. die Frage nach Auswahlkriterien bei Platzmangel.

Sinnerfülltes Handeln im Bereich individueller Therapie

Die Frage nach dem, was im Bereich der Therapie *sinnvoll* sei,
ist zuerst und vor allem andern eine medizinische Fachfrage,
d.h. es muß vor allem die Erfolgschance, die Chance der
Rehabilitation geprüft werden. Und zur Beantwortung dieser
Frage fehlt mir natürlich jede Kompetenz. Was aber heißt
Rehabilitation? Die Antwort darauf ist wohl nicht mehr nur vom
rein medizinischen Standpunkt aus zu beantworten. Hier ist
allenfalls der Arzt als Mensch gefordert. Ich will nun keinen
künstlichen Gegensatz aufbauen zwischen dem *medizinisch*
Machbaren und dem *ärztlichen* Handeln. Das medizinisch Machbare
ist immer die Grundlage allen ärztlich sinnvollen Tuns. Das
steht außer Frage! Aber es gibt stets Fälle, wo etwas zwar
medizinisch-technisch noch machbar, aber aus umfassender
ärztlicher Sorgepflicht nicht mehr sinnvoll erscheint. Ein
Unterlassen kann dann nicht mehr als pflichtwidrig angesehen

werden und davon soll hier gesprochen werden. Weil es sich um
einen umfassend menschlichen Gesichtspunkt handelt, kann dafür
das interdisziplinäre Gespräch mit einem Ethiker durchaus
sinnvoll sein.

Nun muß im Blick auf die Dauerdialyse - und nur davon sprechen
wir heute - auch gesehen werden, daß es sich dabei nicht um ein
Mittel der Wahl handelt, sondern für den betroffenen Patienten
um die conditio sine qua non des Überlebens geht. Hier bleibt
also zwischen Machbarkeit und der Sorgepflicht wenig Spielraum.
Gerade darum stellt sich aber die Frage auch mit um so größerer
Härte. Welche Perspektiven öffnen sich dem Patienten, wenn sich
deutlich erkennen läßt, daß für ihn eine Dauerdialyse nicht
mehr sinnvoll scheint? Soll dann mit einem regelmäßigen
Programm gar nicht begonnen oder soll ein für alle Fälle
eingeleitetes Verfahren abgebrochen werden? Erst im Grenzfall
des Machbaren stellt sich die Frage des umfassend Sinnvollen.
Sie ist unlösbar verknüpft mit der Frage nach dem letztbestim-
menden Ziel des ärztlichen Handelns. Die Berufsethik verpflichtet ihn, ohne Einschränkung der Erhaltung und Förderung des
menschlichen Lebens zu dienen. Was aber besagt dies konkret?
Heißt Lebensschutz im Grenzfall: Kampf gegen den Tod um jeden
Preis? Sie wissen, wie sehr diese Frage heute in breiter
Öffentlichkeit ins Zentrum des Interesses gerückt ist. Es ist
hier nicht der Ort, diese Frage in ihrer Vielschichtigkeit zu
erörtern. Den Kern der Sache aber müssen wir herausheben, und
der liegt tatsächlich in der Zielbestimmung des ärztlichen
Handelns.

Ich glaube, daß man dieses Ziel nicht im Kampf gegen den Tod
sehen sollte. Der Kampf gegen den Tod ist ein wichtiger
Gesichtspunkt, gewissermaßen eine Voraussetzung, aber nicht das
Ziel. Der Arzt wäre immer der Verlierer! Ziel ist der Schutz
sowie die Betreuung, die Sorge für das Leben in all seinen
Phasen. Zum Leben aber gehört auch das Sterben. Sterben ist
nicht das gleiche wie der Tod. Tod ist ein Zustand, ein Ende
(Herzstillstand, Gehirntod). Sterben ist der Weg, den der
Mensch in seiner letzten Lebensphase bis zum Tod zurücklegen
muß. Es ist immer ein kürzeres oder längeres Stück Leben. Der
Beistand, den wir dem Sterbenden leisten, ist immer ein Stück
Lebenshilfe. Weil es sich um eine Phase menschlichen Lebens
handelt, steht das Sterben unter dem Schutz der grundgesetzlich
garantierten Menschenwürde. Der Inhalt dieses Begriffs ist
nicht eindeutig festgelegt. Es bedarf der kontinuierlichen
Interpretation. Wenn wir dabei auf die Traditionsstränge
achten, die ihn tragen (christliche Tradition, deutscher
Idealismus, französische Revolution), und sie verbinden mit
Einsichten heutiger Anthropologie, so benennt der Begriff eine
Würde, die durch Freiheit (Selbstbestimmung), sozialen Bezug
und transzendentale Verwiesenheit gekennzeichnet ist. Menschen-
würdig sterben und in Menschenwürde sterben lassen heißt,
diesen Bezügen Beachtung schenken. Dieser positive Aspekt
gehört zum Begriff der umfassenden Sorge für das Leben des
Menschen. In dieser Fülle gesehen, ist der Lebensschutz das
umfassende Ziel ärztlichen Tuns.

Dies ist für sie, die sie täglich mit einer schlechthin
lebenserhaltenden Therapie beschäftigt sind und dabei auch sehr
schmerzlich die Grenzen dieser Therapie erkennen, eine
grundlegende Einsicht. Sie ist bedeutungsvoll, wenn sie aus
medizinischen Gründen eine Therapie nicht aufnehmen können und
erst recht, wenn sie glauben, die einmal aufgenommene Therapie
dürfe eigentlich nicht mehr weiter geführt werden. Heute morgen
wurde gesagt, daß der Abbruch der Therapie schwieriger sei, als
der Verzicht auf deren Beginn. Ich stimme ihnen insoweit zu,
daß es ihnen psychologisch leichter fallen mag; insbesondere
wenn sie noch keinen näheren Kontakt zum Patienten gewonnen
haben und aus der Abwägung objektiver Befunde entscheiden
müssen. Ich wage aber doch Zweifel zu äußern, ob dies sachlich
und menschlich immer der bessere und leichtere Weg sei. Wo das
Syndrom nicht einen überwiegend eindeutigen Entscheid erlaubt,
müßte doch die Therapie versucht und der Weg mit dem Kranken
beschritten werden. Die Belastung, die bei jeder Dialyse nicht
gering ist (Abhängigkeit vom unerbittlich fortdauernden
Therapieprogramm, andauernde Ungewißheit der Lebenserwartung,
harte Einschränkung der Aktivitäten), wird beim Problempatien-
ten möglicherweise noch zu einer höheren Belastung führen.
Diese Belastung fordert eine geschulte psychologische Führung.
Der Patient bedarf eingehender Motivation. Erfahrene Begleiter
solcher Menschen wissen aber, daß als Ergebnis einer gelungenen
Aufarbeitung des Leidens nicht nur die Bereitschaft zum
Mitmachen, sondern auch die reife Erkenntnis wachsen kann, man
möchte von einer weiteren Therapie absehen. Aus einer tiefen
menschlichen Solidarität eines umfassenden Beistandes mit dem
Todkranken kann eine gemeinsame Erkenntnis wachsen, die
kasuistisches Fragen übersteigt. Das biologische Leben ist der
Güter höchstes nicht, höher steht die sittliche Existenz des
Menschen. Dies gilt natürlich nicht bloß für Dialysepatienten.
Analoge Situationen lassen sich auch bei anderen tödlichen
Erkrankungen denken. *Rechtlich* gesehen liegt dabei der
Entscheid ganz auf seiten des Patienten.

Besonders schwierig wird die Entscheidung da, wo sie gewissermaßen stellvertretend für ein Kind vollzogen werden muß. Doch
haben mich gerade die Ausführungen von Frau Dr. Bulla in der
Überzeugung gestärkt, daß auch in den Problemfällen, bei denen
die Einsicht der Eltern schwierig ist, der Versuch soweit
möglich gewagt und ein Abbruch nicht ausgeschlossen werden
sollte. Möglicherweise ist die Einsicht der Eltern in die
Sinnlosigkeit der lebensverlängernden Maßnahme erst in einem
Lernprozeß zu gewinnen.

Dieser Begriff der "Sinnlosigkeit" ist gefährlich. Ich brauche
ihn nicht einfach für das *Leben*; ich spreche nicht von
lebensunwertem Leben. Das gibt es nicht. Der Mensch ist nicht
deswegen wertvoll, weil er gesund ist, weil er im Beruf etwas
leistet, weil er den Wirtschaftsprozeß fördert, weil er Vater
mehrerer Kinder ist, kurz, weil er in irgendeiner Weise für die
Gesellschaft unentbehrlich ist. Nein, er ist vor all diesen
Beziehungen wertvoll, auch und gerade dann, wenn er in diesen
Beziehungen kaum mehr etwas bedeutet, wenn er einsam, alt,
schwer krank und hilflos ist, wenn er keinem mehr zum Nutzen

und keinem mehr zur Freude lebt. Er ist wie jeder andere Mensch
Träger der gleichen Menschenwürde. Der Begriff der Menschenwürde dient in unserem Grundgesetz als Wertmaßstab der
rechtlichen Gleichbewertung. Im Vergleich zu mehreren Subjek-
ten, ist der Würde nach keines dem anderen vorzuziehen. Im
Blick auf ein Individuum, im Bereich also der einzelnen
Persönlichkeit, ist aber die rein physische Existenz der Güter
Höchstes nicht. Wo dieses Leben fundamental bedroht ist, ist
der Arzt nicht verpflichtet, es um jeden Preis zu erhalten. Die
schweizerische Akademie der medizinischen Wissenschaften hat
kürzlich "Richtlinien für die Sterbehilfe" veröffentlicht. Die
Sterbehilfe umfaßt die aktive Sterbehilfe (oder Sterbenach-
hilfe) und die passive Sterbehilfe. Die aktive Sterbehilfe ist
die gezielte Lebensverkürzung durch Tötung des Sterbenden. Sie
besteht in künstlichen Eingriffen in die restlichen Lebens-
vorgänge, um das Eintreten des Todes zu beschleunigen. Sie ist
strafbar, selbst wenn sie auf Verlangen des Patienten erfolgt.
Die passive Sterbehilfe dagegen ist der Verzicht auf lebens-
verlängernde Maßnahmen beim Todkranken. Sie umfaßt die
Unterlassung oder das Nichtfortsetzen von Medikationen sowie
von technischen Maßnahmen, z.B. Beatmung, Hämodialyse,
künstliche Ernährung. Ein Verzicht auf Hämodialyse wäre demnach
begründet, wenn ein Hinausschieben des Todes für den Sterbenden
eine nicht zumutbare Verlängerung des Leidens bedeutet. Wenn
also der Fall diskutiert wird, ob in bestimmten Fällen von
Schwachsinn bei einem Kind von der Dialyse abgesehen werden
soll, so könnte dies niemals damit begründet werden, daß das
Kind einem Gesunden gegenüber weniger wert wäre. Der einzige
Gesichtspunkt könnte sein, daß der Schwachsinn als zusätzliche
Erkrankung eine erfolgreiche Dialyse, d.h. eine Rehabilitation
verunmöglicht.

Priorität in der Gesundheitsplanung

In einer Zeit, in der allgemein lamentiert wird über die
steigenden Krankenhaus- und Therapiekosten, wird verständlicherweise auch die Frage gestellt, ob sich die enormen Kosten der
öffentlichen Hand sowie der Krankenkassen rechtfertigen lassen
für Behandlungsmaßnahmen, die nur relativ wenigen zugute
kommen. Die düsteren Prognosen über das Wachstum der Menschheit
wie über den immer weiter sich ausbreitenden Hunger in der
Welt, die Verknappung und Verteuerung der Rohstoffe und der
drohende Verlust des ökologischen Gleichgewichts bewegen immer
wieder zur Frage, ob wir nicht zuerst den Kampf ums nackte
Überleben der Menschheit führen müssen, ehe wir den Kampf um
die Lebensverlängerung einzelner Individuen um jeden Preis
betreiben. Gerade in dieser Form ist die Frage zwar besonders
publikumswirksam, aber sie entpuppt sich doch sehr rasch als
falsch gestellte Alternative. Hier werden Abhängigkeiten
statuiert, die es in dieser Gegenseitigkeit nicht gibt.
Schwieriger ist die Frage bei der nationalen Gesundheitsplanung. Soll der Forschungseinsatz konzentriert werden auf die
Bekämpfung seltener, lebensgefährdender Krankheiten, oder
sollen die Bemühungen und die verfügbaren Mittel stärker
eingesetzt werden zu einer perfekteren Beherrschung alltägli-

cher Schäden, die zwar das Leben nicht bedrohen, aber das
optimale Funktionieren stören und so die Lebensqualität vieler
beeinträchtigen. Wer setzt die Prioritäten? Lord Zuckermann
sagte dazu beim Roche-Symposion 1971: Die Prioritäten "sollten
durch die Ärzteschaft selbst gesetzt werden innerhalb eines
hochentwickelten Systems behördlicher Information. Dieses
System hat nicht nur die Summe in Betracht zu ziehen, die aus
öffentlichen und privaten Quellen für die direkte Anwendung
neuen medizinischen Wissens bereitgestellt werden kann, es muß
auch die sich ergebenden Kosten erwägen, die bei einem
erfolgreichen Durchbruch in der Kontrolle gewisser Erkrankungen
getragen werden müssen. Größeres Gewicht muß jener Forschung
zukommen, deren Resultate die größten Auswirkungen haben." Zur
Konkretisierung erwähnt Zuckermann ausdrücklich die Forschung
zur Sicherung neuer Medikamente, die Erforschung invalidisie-
render Alterserscheinungen sowie psychischer Erkrankungen. Dem
Forschungsziel "Erhöhung der Lebensqualität für möglichst
viele" ist wohl zuzustimmen; aber die Anwendung fordert sehr
behutsame Differenzierungen.

In dem vom Utilitarismus vertretenen Prinzip, unser Handeln auf
den größtmöglichen Nutzen für möglichst viele auszurichten,
bildet das allgemeine Wohlergehen ein regulatives und nicht ein
operatives Ziel. Es handelt sich um ein normatives Leitziel, an
dem sich menschliches Handeln und Planen ausrichten soll "ohne
daß das Ziel aus sich heraus zu begründen vermöchte, welche
Handlungen aus ihm für den jeweiligen Lebensbereich und seine
wechselnden Umstände genau folgen." Höffe hat recht, wenn er
weiter sagt: "Der Versuch, das allgemeine Wohlbefinden
ausschließlich oder primär durch quantitativ exakte Kalkulation
des individuellen wie kollektiven Nutzens zu bestimmen,
mißlingt." Die austeilende Gerechtigkeit gibt nicht einfach
jedem das gleiche, sondern das ihm proportional Zustehende und
dies richtet sich nicht bloß nach Sach- und Geldwerten, sondern
nach den Bedingungen des Subjekts. Wo die Existenz eines
Menschen selbst unmittelbar gefährdet ist und eine Möglichkeit
zur Erhaltung des Lebens besteht, bildet sie das unmittelbar
verpflichtende Ziel des Handelns. Die Förderung des Wohler-
gehens möglichst vieler verpflichtet uns aber, alles aufzubie-
ten, um die Kosten unserer lebenserhaltenden Therapien zu
senken. Hier öffnet sich für die Zusammenarbeit der Dialyseärzte
mit der Industrie und den Krankenkassen noch ein weites Feld.

Auswahlkriterien bei Platzmangel

Ich habe bereits darauf hingewiesen, daß es sich hier um eine
für die BRD im gegenwärtigen Augenblick mehr theoretische Frage
handelt. Die Kapazitäten erlauben heute, jede erfolgversprechende Dialyse auch durchzuführen. Die Zeiten, in denen die
Dialyseärzte unter strengen Kriterien auswählen mußten, sind
glücklicherweise vorbei. Wir können aber die Entwicklung nicht
mit Sicherheit voraussehen. Wir müssen darum den Mut haben, uns
auch dieser Frage zu stellen. In der mir zur Verfügung
stehenden Zeit muß ich mich allerdings darauf beschränken, die

in Vorschlag gebrachten Auswahlmethoden respektive die
entsprechenden Kriterien zu nennen. Es wird Sache der Diskussion
sein, darauf näher einzutreten.

1. Der einfachste Weg ist die Entscheidung durch das Los. Davon
   nicht wesentlich unterschieden ist die Entscheidung nach dem
   Axiom: Wer zuerst kommt, mahlt zuerst. So bestechend
   zunächst diese Methode erscheint, weil sie jede subjektive
   Willkür ausschaltet, halte ich sie nicht für sachgerecht. Im
   Grunde handelt es sich um eine Flucht aus der Verantwortung.
   Dies entspricht nicht der hohen Auffassung des ärztlichen
   Berufs. Der Verzicht auf die subjektive Entscheidung
   führt hier nicht zu einer objektiven Abwägung, sondern eben
   zu gar keiner. Dies aber ist nicht nur unsachgemäß, sondern
   in letzter Konsequenz sogar inhuman.

2. Der zweite Gesichtspunkt ist die im einzelnen Fall gegebene
   Erfolgsaussicht. Solange tatsächlich in unseren Kliniken
   Kapazitätsprobleme bestanden haben, wurde dieses Kriterium
   maßgebend praktiziert. Die heute geführte Diskussion über
   die Individualtherapie in Problemfällen müßte bei einem
   erneut auftretenden Platzmangel limitierend in die Entscheidung miteinbezogen werden.

3. Neben der Erfolgsaussicht wurde als zusätzliches Kriterium
   auch die soziale Position diskutiert. Wie soll zwischen
   Patienten mit annähernd gleichen Erfolgsaussichten entschieden werden? Scribner hat bekanntlich Anfang der 60er Jahre
   ein Laiengericht vorgeschlagen, das nach humanitären
   Gesichtspunkten entscheiden sollte, wem im Zweifelsfall ein
   Dialyseplatz zuzuweisen sei. Man diskutierte auch entsprechende Kriterien. Man rechnete die Möglichkeit der Berufs-
   ausübung oder die erzieherische Sorge für die Familie hinzu.
   Da aber auch diese Gesichtspunkte nicht unabhängig von den
   medizinisch zu beurteilenden Erfolgsaussichten betrachtet
   werden können, scheint mir ein Laiengericht eher fragwürdig.
   Wenn der letztlich verantwortliche Arzt sich in seiner Entscheidung beraten lassen will, so scheint mir dazu allein
   das Team seiner Mitarbeiter geeignet. Sie sind auch am
   ehesten fähig, die menschlichen Gesichtspunkte im Zusammenhang mit der Erfolgsaussicht zu berücksichtigen.

Gibt es diesseits des „ultra posse nemo obligatur" legitime Begrenzungen der Dialyseindikation?

Sammelreferat zur Diskussion des 2. Symposiumtages

E. Renner, Köln

Am Vormittag des 2. Tages fand eine Diskussion zur Frage der
Berechtigung von Auswahlkriterien zur Dialysebehandlung und
Transplantation statt. Die Frage nach Grenzen der Indikationsstellung war nicht zuletzt initiiert durch einen Artikel in der
Zeitschrift des bundesdeutschen Dialysepatienten-Vereins, der
die Ergebnisse einer Umfrage in Medical Tribune kommentierte.
Dabei hatte sich herausgestellt, daß relativ einfache Tat-
bestände und Befunde, wie z.B. das Vorhandensein von Herz- und
Kreislauferkrankungen oder anderen Begleitkrankheiten doch sehr
unterschiedlich im Hinblick auf die Indikationsstellung
gewertet werden.

Wer, so fragte der Kommentator der Patientenzeitschrift,
entscheidet hier eigentlich nach welchen gesicherten Erkennt-
nissen? Welche Möglichkeiten der Mitwirkung hat der Betroffene?

Diese und andere Fragen waren Gegenstand der Diskussion, die
zunächst ganz grundsätzlich in Frage stellte, ob es abgesehen
von der restlos erschöpften Behandlungskapazität überhaupt
berechtigte Argumente gäbe, eine Dialysetherapie nicht zu
beginnen.

In der Phase der begrenzten Kapazität hatte sich das Verfahren
weithin durchgesetzt, die Frage der Ausschlußkriterien dadurch
zu vermeiden, daß bis zur Kapazitätsgrenze Patienten versorgt
wurden. Die nun nicht mehr limitierte Behandlungskapazität hat
die Frage nach Ausschlußkriterien wieder in aller Schärfe
entstehen lassen, insbesondere, weil die zunehmende Erfahrung
die Zahl scheinbar gesicherter medizinischer Kontraindikation
hat schrumpfen lassen. Auf eine absolute Altersgrenze z.B.
mochte sich niemand mehr festlegen. Beispiele guter Verläufe
bei Herz- und Kreislaufkrankheiten, lange Intervalle nach
operiertem Malignom machen jede Entscheidung immer schwieriger.

Wer kann schon für einen anderen entscheiden, welche Intervalle
unter welchen Bedingungen "lebenswert" sein können. Trotzdem
war man sich in der Erfahrung einig, daß Fehlentschlüsse bei
manchen Patienten das Leben mit der Dialyse vor allem für den
Paltienten und seine Angehörigen, aber auch für die Behandeln-
den, insbesondere für das Pflegepersonal, zu einem qualvollen
Erleben werden lassen. Wie also kann man sich verhalten? Die
Vorschläge variierten vom unbegrenzten Therapieversuch bis zur
ärztlichen Entscheidung gegen die Dialyse aus medizinischen
Gründen. Die Diskussion zeigte von Anfang an und auch bis zum

Schluß, daß es allgemein verbindliche Richtlinien hier nicht
gibt und auch nicht geben kann. Scheinbar stabile statements
"wir glauben, daß . . ." und "wir sehen keine Indikation, wenn
. . ." ließen sich rasch relativieren, sowohl was die Art der
Entscheidungsfindung angeht als auch bzgl. des Entscheidungs-
inhalts.

Komplikation als Kriterium

Die Art der *Entscheidungsfindung* war der 1. größere Diskussions-
abschnitt. Die Entscheidung sollte zwischen Arzt und Patienten
getroffen werden. Dies ist möglich im wiederholten Gespräch mit
dem Patienten, der langsam der terminalen Niereninsuffizienz
und damit der Dialysebedürftigkeit entgegengeht. Entscheidungs-
hilfe für den Patienten soll dabei durch Kontakt mit anderen
Dialysepatienten ermöglicht werden. Es gab keinerlei Zweifel,
daß das Ja oder Nein des Patienten in dieser Situation
unbedingt zu respektieren ist, auch unabhängig oder entgegen
der Meinung des Arztes, dessen Aufgabe es hier lediglich sein
kann, den Patienten nach bestem Wissen und Gewissen sachkundig
zu beraten.

Inwieweit aber kann der urämische oder zumindest hochgradig
niereninsuffiziente Patient, der für alle Beteiligten überraschend vor die Frage der Dialyse gestellt ist, ein Weiterleben in dieser Situation als sinnvoll erkennen? Nur selten
wird eine endgültige Entscheidung aus früheren gesunden Tagen
vorliegen, die ohne Zweifel als unrevidiert unterstellt werden
kann, und nach der im Ernstfall entschieden wird, wenn der
Patient selbst aus Krankheitsgründen nicht in der Lage ist sie
zu ändern oder bei ihr zu bleiben. Kann dann den Angehörigen
eine Entscheidung in dieser Situation aufgebürdet werden? Haben
sie mehr Recht als irgendjemand sonst, eine Entscheidung für
einen baldigen Tod oder gegen eine ungewisse Zukunft zu
treffen? Ihre Meinung wirkt in dieser Situation schwer, da sie
in der Regel am besten wissen müssen, wie sich der Patient bei
klarer Einsicht wahrscheinlich entscheiden würde. Aber auch sie
können sich sicher nur im Ausnahmefall zu diesem Zeitpunkt
Möglichkeiten des Lebens oder Ausmaß der Belastung bei
Dialysetherapie vorstellen und somit objektiv und verantwortlich entscheiden. Außerdem könnten persönliche Ansichten und
familiäre Probleme einfließen.

Man war sich einig, daß nur die Entscheidung für die Dialyse
bleibt, wenn auch nur geringe Zweifel daran bestehen, daß
medizinische Kontraindikationen, wie sie am Vortag eingehend
besprochen wurden, eine Dialysetherapie unmöglich machen
könnten. Insbesondere die nicht-medizinischen Teilnehmer waren
dafür, im Zweifel lieber einmal mit falscher Indikation zu
beginnen und dann den Mut zu haben, die Therapie auch wieder zu
beenden. Das Unbehagen der Mediziner war nicht zu übersehen.
Unwidersprochen blieb aber die Forderung, nicht aus Furcht vor
den dann notwendigen Gesprächen mit dem Patienten und seinen
Angehörigen eine als Fehlentscheidung erkannte Behandlung
fortzusetzen oder im Zweifelsfall zur Vermeidung einer solchen

Fehlentscheidung gar nicht erst oder mit halben Maßnahmen zu
beginnen. Daß dies nicht durchwegs der Realität entspricht,
schon weil weder Ärzte noch Schwestern zur richtigen Meisterung
dieser Situation ausgebildet werden, klang an. Es bestand aber
kein Zweifel, daß hier eine der wichtigsten Aufgaben und
Pflichten gerade der älteren und erfahreneren Dialyseärzte
liegt, die mehr wahrgenommen werden muß, je umfangreicher die
Indikation zur Dialyse ausgeweitet wird.

Es wurde eingewandt, daß damit die Entscheidung letztlich doch
ausschließlich beim Arzt liege, da der Patient sich in aller
Regel doch dem Rat des Arztes anschließe. Es wurde als
praktisch unmöglich empfunden, die eigene Meinung, die man sich
doch in der Regel vorher gebildet habe, nicht mit in die
Beratung einfließen zu lassen. Damit komme es doch nur darauf
an, wie optimistisch oder pessimistisch der Arzt die Möglichkeit des weiteren Lebens darstelle. Weiterhin sei schließlich
eine kommentarlose und wertungsfreie Aufzählung der Möglichkeiten und der Komplikationen ja auch nicht das, was der
Patient von seinem Arzt erwarte. Manipulation der Entscheidung
des Patienten wurde befürchtet.

Der moraltheologische Rat hierzu war klar: Man solle den
negativen Aspekt des Wortes "Manipulation" nicht überbewerten.
Eine Beeinflußung des Patienten im Sinne einer eigenen, nach
bestem Bemühen zustandegekommenen Überzeugung sei die durchaus
legitime Aufgabe in dieser Situation. Der Psychologe sekundier-
te: Man strapaziere die Problematik der Entscheidung für einen
anderen viel zu viel. Die Aufgabe bestehe lediglich in einer
sachkundig begründeten ehrlichen Darlegung der eigenen Meinung
des Arztes.

Einen Schritt weiter ging die Frage, wie nun der Arzt zu seiner
Überzeugung gelange. Einzelentschluß oder Teamentscheidung
wurden zur Diskussion gestellt. Die Frage der Indikation wird -
so stellte es sich in der Aussprache dar - praktisch immer
zuerst im Kollegenkreise diskutiert, der Dialyseärzte,
behandelnde Stationsärzte, vorbehandelnde Ambulanzärzte und, wie
mehrfach betont wurde, auch den Hausarzt des Patienten der ihn
selbst und seine Familie am längsten kennt, einschließen muß.
Eine solche Teamdiskussion ist hilfreich, weil viele unterschiedlichen Gesichtspunkte eingebracht werden können. Sie
führt jedoch praktisch nie zur eigentlichen Entscheidung, da
eine mehrheitliche Abstimmung weder aus juristischen noch aus
humanitären Gründen hier denkbar ist. Erfahrungen aus Versuchen
in dieser Richtung ließen erkennen, daß eine Gruppe sich im
Zweifelsfall praktisch nie gegen die Therapie entscheidet, weil
sich immer einer findet, der in einem ähnlichen und vergleichbaren Fall eine positive Entwicklung gesehen zu haben glaubt
und diese Stimme sich in der Diskussion in der Regel durch-
setzt - ein Phänomen, das Kautzky in seinem Buch "Sterben im
Krankenhaus", Herder-Verlag, Freiburg, sehr eindrücklich
beschrieben hat.

Bei allem spürbaren Unbehagen vor der Situation, letztlich in
Einzelentscheidung zumindest den Ausschlag über die Indikation

zu geben, war man sich darüber klar, daß eine Teamentscheidung
für den Beschluß zur Beratung nur im Sinne eines Konsils
möglich ist.

Wer also muß entscheiden. Es gibt gute Gründe, diese Entscheidung einem besonders Fachkundigen aufzubürden, der nicht
unmittelbar behandelnder Arzt ist und damit weniger von
emotionalen Gesichtspunkten gebunden die objektivierbaren
Kriterien besser abzuwägen in der Lage ist. Mehr und mehr
kristallisierte sich aber in der Diskussion die Meinung heraus,
daß sich nur der unmittelbar behandelnde Arzt - nicht unbedingt
der zufällig zuständige Stationsarzt, sondern derjenige, der
den Patienten am längsten kennt und begleitet - konsiliarisch
beraten durch das Team der Fachkollegen - zu einer notwendigerweise subjektiven, mehr positiv oder negativ gefärbten Beratung
entschließen muß.

Eindeutig kam in der Diskussion zu Tage, daß es die viel
besungene auf Titel oder Ämter gestützte Hierarchie zumindest
in diesem Bereich nicht mehr gibt. Die einen meinten auf die
Frage nach der Rolle des leitenden Arztes in diesem Entscheidungsprozeß, daß dieser in der Regel doch vorher beschlossene
Entscheidungen vorgelegt bekomme; andere verwiesen darauf, daß
es im Zweifel nicht selten heißt "wozu haben wir einen Chef"
und daß dieser nicht aus Gründen der Hierarchie, sondern wegen
der ihm obliegenden Aufgabe und Endverantwortung gefragt werde.

Zur Frage des Teams wurden eine Vielzahl von Gesichtspunkten
beigetragen. Der komplikationsreiche Krankheitsverlauf bedeute
auch für das Pflegepersonal eine oft kaum tolerable psychische
Belastung, und nicht selten seien solche Belastungen Anlaß für
die vorzeitige Beendigung einer Tätigkeit in der Dialysestation. Damit tangiert die Entscheidung der Aufnahme von
Patienten mit nicht abschätzbarem Risiko auch die anderen
Patienten des Zentrums. Dies in doppelter Weise, einmal durch
das Miterleben von komplikationsreichen Krankheitsverläufen und
zum anderen durch eine höhere Personalfluktuation, die
naturgemäß Unsicherheiten erzeugen muß. Obwohl diese
Zusammenhänge anerkannt wurden, war man sich darüber einig, daß
es nicht möglich und zumutbar sei, andere Patienten in
derartige Überlegungen miteinzubeziehen, auch wenn sie selbst
oder zumindest ihre äußeren Lebensumstände von dieser Entscheidung mitbetroffen würden.

Es wurde weiter dafür plädiert, das Pflegepersonal in dem
Entscheidungsprozeß bzw. an der konsiliarischen Beratung zu
beteiligen. Zu diesem Punkt wurde heftig diskutiert, weil
natürlich allgemein anerkannt wurde, daß die erfahrene
Dialyseschwester, die im Falle von komplikationsreichen
Verläufen in erster Linie an der Behandlung und Pflege
beteiligt ist, ihre Erfahrungen beitragen sollte. Auf ihren Rat
im Konsil des Teams wollte niemand verzichten, die Entscheidung
selbst sollte aus den gleichen Gründen wie beim ärztlichen
Kollegenkreis besprochen, aber auch hier nicht als Gruppent-
scheidung getroffen werden.

Selbstkritisch wurde in diesem Abschnitt angemerkt, daß der
Arzt, der entscheidet, den Patienten aber auch kontinuierlich
weiter begleiten sollte, gerade wenn der Verlauf ungünstiger
wird als erwartet. Wenn der Arzt erst für die Behandlung, für
das Risiko entscheidet, darf er dann im weiteren Verlauf die
Betreuung nicht überwiegend dem Pflegepersonal überlassen. Als
besonders wichtig wurde in diesem Zusammenhang ein Faktum
hervorgehoben, gegen das nach allgemeiner Ansicht immer wieder
verstoßen wird: Alle Mitarbeiter müssen regelmäßig und
ausführlich über Entscheidungsgründe und Motive informiert
werden, um Mißverständnisse und Mißtrauen gegenüber zugrunde-
liegenden Motiven zu vermeiden. Hier können nur regelmäßige
Besprechungen unter Einschluß aller Beteiligten helfen.

Das Resümee dieses Abschnittes der Diskussion war die nachdenk-
liche Feststellung, daß nicht die Abgrenzung medizinisch
begründbarer Kontraindikationen das eigentliche Problem bei der
Frage nach legitimen Ausschlußkriterien von der Dialysetherapie
ist, sondern die Begründung für eine Hilfe zur Entscheidung in
der Extremsituation, wenn harte Daten fehlen.

Ökonomie als Kriterium

Im 2. Abschnitt der Diskussion wurde die Frage diskutiert, ob
bei der Indikationsstellung und auch der Indikationsausweitung
zur Dialysetherapie über das individuelle Entscheidungsproblem
zwischen Arzt und Patient hinaus in irgendeiner Weise die Frage
der Finanzierbarkeit miteinfließen müsse oder dürfe. Kann es
legitim sein, in einer Zeit knapper werdender Mittel auf
Weiterentwicklungen zu verzichten, um Mittel an anderer Stelle
vielleicht für das Allgemeinwohl effektiver oder mit Auswirkung
auf eine größere Bevölkerungsgruppe einzusetzen?

Eine solche Entscheidung könnte nicht von Ärzten allein
getroffen werden, denn nicht nur die Ärzte fühlen sich der
individuellen Medizin verpflichtet, die das Wohl des einzelnen
Kranken zum höchsten Gesetz macht, sondern unsere Gesellschaft
betreibt individuelle Medizin und erwartet sie von uns. Ein
Verzicht auf Handeln im Interesse des Einzelnen als oberste
Priorität zugunsten des Allgemeinwohls würde eine prinzipielle
Änderung ärztlichen Verhaltens in unserem Lande bedeuten.
Einhellig war daher die Meinung, daß ohne eine solche, von der
Gesellschaft herbeigeführte "Systemänderung" der Arzt nicht
befugt ist, heute mit dem Blick auf das Gemeinwohl die
Beschränkung einer Therapiemöglichkeit bzw. der Weiterentwick-
lung einer Therapiemöglichkeit anzustreben. Solche gesellschaft-
lichen Entscheidungen sind in Ländern denkbar und legitim, in
denen z.B. über die Beseitigung von Hunger und Seuchen
schließlich auch das Ziel einer besseren individuellen
Gesundheitsversorgung des Bürgers zu erreichen versucht wird.

Gleichwohl ist auch in unserem Lande, in dem wir die individuelle Gesundheitsversorgung zu einem sehr perfektionistischen
Stand vorangetrieben haben, eine solche Alternative denkbar,
nämlich dann, wenn diese Perfektion nicht mehr finanzierbar

wird. Ist nun die kostenintensive Dialysetherapie ein Beispiel
solcher schon heute an die Grenze der Finanzierbarkeit
stoßender individueller Gesundheitsversorgung?

Der Betriebswirt glaubte nicht, daß heute schon die Grenze
erreicht ist, an der solche Krankheiten nicht mit den notwendigen Mitteln behandelt bzw. die Patienten versorgt werden
könnten. Aber diese Grenze kann kommen, räumte er ein,
insbesondere, wenn gerade bei diesen Verfahren nicht alle
Möglichkeiten der Ökonomisierung ausgeschöpft würden.

Da sind einmal die Sachkosten, die freilich nur einen Bruchteil
des Gesamtbetrages ausmachen. Immerhin liegen sie offenbar in
der Schweiz um nahezu 30% unter denen der Bundesrepublik, so
daß sich hier durch größeres Preisbewußtsein einiges erreichen
ließe. Dazu gehört der Verzicht auf eine praktisch irrelevante
Vielfalt von Geräten ebenso wie der Verzicht auf technische
Pseudoweiterentwicklungen, deren Mehrkosten nach Verordnung des
Arztes automatisch von der Solidargemeinschaft finanziert
werden müssen. Nur bei wirklichen Weiterentwicklungen sollten
Mehrkosten akzeptiert werden. Auch in der Bundesrepublik gibt
es Beispiele betriebswirtschaftlicher Kalkulationen auf dem
Dialysegebiet, die zu nachhaltigen Preissenkungen geführt haben.
Dies braucht nicht notwendigerweise dazu zu führen, daß die
Preisgestaltung Forschung und Weiterentwicklung unmöglich macht
und eine Standardisierung insbesondere von Einmalmaterialien
muß nicht zur Monopolisierung und damit wiederum zur Behinderung einer technischen Weiterentwicklung veranlassen. Nicht
mehr sophisticating, sondern Mut zur Vereinfachung wurde
gefordert, auch bei Verzicht auf manche kostspielige Annehm-
lichkeit.

Da ist weiter die Notwendigkeit, den Honoraranteil in den
Dialysekosten transparent zu machen. Die besondere Abhängigkeit
der Dialysepatienten vom Medizinbetrieb und von der ärztlichen
Betreuung über Jahre hinweg erfordert, daß genügend Fachärzte
mit langjähriger Erfahrung sich ganz und ständig diesem
schmalen Sektor der Medizin verschreiben. Gerade der ärztliche
Personalwechsel mit immer neuen und damit notwendigerweise noch
wenig erfahrenen Ärzten ist für den langjährigen und damit gut
vorgebildeten Dialysepatienten besonders schwer zu tolerieren.
Für den Dialysearzt andererseits ist es nach Jahren hoch-
spezialisierter Tätigkeit schwer als Facharzt mit Teilgebiets-
qualifikation in einen anderen Tätigkeitsbereich überzuwechseln. Um den Erwartungen der Dialysepatienten nach kontinuierlich erfahrener ärztlicher Betreuung gerecht zu werden, muß
daher die Möglichkeit von Lebensstellungen unter Bedingungen,
die anderen Fachärzten gleicher Qualifikation angenähert sind,
geschaffen werden. Gerade die nicht-ärztlichen Teilnehmer
meinten unter diesen Gesichtspunkten, daß sich niemand an einer
dergestalt angemessenen Honorierung entscheidende Kritik üben
würde. Die Dialyseärzte sollten aber selbst für eine optimale
Transparenz der Honorarsituation sorgen, um Spekulationen den
Boden zu entziehen. Von mehreren Teilnehmern wurde gefordert,
die selbstkritische Einschätzung müsse auch hier dafür sorgen,

daß nicht der Eindruck entstehe, gespart werden solle hauptsächlich auf dem Rücken der Patienten.

Die Schweiz, der man wohl kaum Sozialisierungstendenz in der
Medizin nachsagen kann, hat hierfür offenbar einen Weg
gefunden, der als richtungweisend empfunden wurde: Festgehälter
zwischen 60.000 und 100.000 Schweizer Franken pro Jahr je nach
Ausbildung und Qualifikation werden lediglich ergänzt durch
reinen Spesenersatz, z.B. bei Hausbesuchen, gleichgültig wie
viele Dialysen überwacht werden. Diese Zahlen richten sich
daher ausschließlich nach medizinischen Gesichtspunkten, denn
die Anzahl der Dialysen braucht nicht die Zahl der einrichtba-
ren ärztlichen Stellen zu bestimmen. Diese wird allein nach
Schlüsseln festgelegt, die zwischen Administration und
Ärztegremien festgelegt werden - auch hier wird allerdings
über ein Nachhinken dieser Festsetzungen hinter geänderten
Realitäten geklagt.

Ein realistischer und freiwillig reduzierter Stellenschlüssel
wurde gefordert. In diesem Zusammenhang wurde auf den neuen,
niedrigeren Stellenschlüssel in den Empfehlungen der Arbeitsgemeinschaft Klinische Nephrologie verwiesen, der einer
zunehmenden Erfahrung mit den verschiedenen Formen der
Dialysetherapie Rechnung trägt.
Kostensparend sollte sich weiter ein kritisch auf das therapeutisch relevante reduzierte Labor und Röntgenkontroll-
Programm in der Überwachung auswirken.

Sparen nicht oder nicht nur auf dem Rücken des Patienten, darin
war man sich einig. Nichtsdestoweniger wird von ihm ein großer
Teil der Last knapper werdender Mittel mitgetragen. Immer
wieder wurde von den Diskussionsteilnehmern auf die Last der
Einbuße an persönlicher Freiheit, familiärer Belastung und rein
körperlicher Symptomatik des ja weiter niereninsuffizienten
Organismus beim Dialysepatienten hingewiesen. Dazu kommt die
erheblich kostenreduzierende Eigenbeteiligung beim Heimdialysepatienten. Im Vergleich werden Dialysepatienten anderer Länder,
insbesondere der Schweiz, offenbar noch knapper gehalten als in
unserem Land. Keine besonderen Sozialleistungen, keine von der
Krankenkasse finanzierte Mahlzeit am Dialysetag, keine Fahrt-,
insbesondere keine Taxikosten. Man setzt dort offenbar mehr auf
die Eigeninitiative, z.B. durch Nachbarn, die am Dialyseort
arbeiten oder ähnliche Möglichkeiten. Niemand wird die von
unserer Sozialgesetzgebung vorgesehenen Leistungen bei
Dialysepatienten überhaupt in Frage stellen wollen, aber auch
hier sollte die Selbstbesinnung auf das Vernünftige, die
Leistungsfähigkeit der Solidargemeinschaft nicht gefährden.

Der Wirtschaftswissenschaftler brachte noch einen neuen
Gesichtspunkt in die Kostenproblematik. Nach amerikanischen
Berechnungen würde etwa eine 50%ige Rehabilitierung mit
Wiedereingliederung der Dialysepatienten in den Arbeitsprozeß
in etwa die anderen 50% alimentieren. Ökonomisches Verhalten
aller Beteiligten in den vorgenannten Punkten und eine solche,
wenn auch nur annähernd ausgeglichene Budgetrechnung könnte das
Kostenproblem erheblich entschärfen und Ökonomen, Volkswirt-

schaftler und Politiker in der Kostendiskussion auf die Seite
von Patienten und Ärzten bringen. Bei den Kosten sei schließlich auch noch darauf zu verweisen, daß bei der industriellen
Fertigung von Dialysematerialien eine große Zahl von Menschen
Arbeit und Brot fänden.

Als Fazit dieser ökonomisch orientierten Diskussion zur
Dialyseindikation oder ihrer Begrenzung wurde hervorgehoben,
daß eine bessere Öffentlichkeitsarbeit als bisher dafür sorgen
müssen, Spekulationen und Fehlinterpretationen abzubauen. Die
Ausschöpfung aller vernünftigen Möglichkeiten der Kostenreduktion und optimale Transparenz der danach unumgänglichen
Kosten seien das beste Argument in einer Auseinandersetzung,
die in Zukunft um die Verteilung der knapper werdenden Mittel
entstehen könne.

Keine irgendwie ökonomisch orientierte allgemeine Begrenzung
der Dialyseindikation also, sondern allenfalls eine zwischen
Arzt und Patienten zu besprechende Entscheidung gegen eine
Dialysetherapie kann als denkbare Limitierung der Behandlungs-
indikation diesseits der bis zum äußersten ausgeschöpften
medizinisch-technischen Möglichkeit gelten.

Sachverzeichnis

G. Gahl, M. Kessel

Heimdialyse

Anleitung, Training, Behandlung

1977. 22 Abbildungen, 17 Tabellen. XII, 185 Seiten
(Kliniktaschenbücher)
DM 23,–; approx. US $ 13.60
ISBN 3-540-08283-2

Inhaltsübersicht: Funktion und Aufbau der gesunden Niere. – Chronische Niereninsuffizienz. – Die extracorporale Dialyse („Künstliche Niere"). – Anschluß der künstlichen Niere an den Blutkreislauf. – Wasseraufbereitung für die Hämodialyse. – Dialysat. – Dialyseüberwachungsgerät (Monitor). – Blutpumpe. – Heparin und die Gerinnungshemmung des Blutes. – Praktische Durchführung der Hämodialyse. – Medizinische Komplikationen während der Dialyse. – Technische Komplikationen während der Hämodialyse. – Die Heimdialysebehandlung. – Diät bei Dialysebehandlung. – Die Lebensweise während der Heimdialyse. – Soziale Fragen bei der Heimdialysebehandlung. – Langzeitkomplikationen bei chronischer Niereninsuffizienz und Dialysebehandlung. – Peritonealdialyse. – Nierentransplantation. – Ausblick.

Das vorliegende Buch gibt einen Überblick über die gesamte Heimdialyse-Behandlung zum Lernen (Heimdialyse-Training), Wiederholen und Nachschlagen speziell für Fachschwestern, aber auch für die Patienten und ihre Betreuungspersonen bei der Heimdialyse. Deshalb wurde nicht nur die Technik der Dialyse mit den medizinischen und technischen Komplikationen, sondern auch das gesamte Verfahren der Heimdialyse-Behandlung mit Lebensweise, Diät, Langzeitkomplikationen und sozialen Fragen erläutert und auch auf die Peritonealdialyse und Transplantation als Alternative eingegangen. Mit Hilfe dieses Buches soll insbesondere das Training zur Heimdialyse erleichtert und die Kooperation des Patienten verstärkt werden, indem er sich über alle wesentlichen Probleme seiner Behandlung informieren kann. Dadurch soll den mit der Heimdialyse befaßten Ärzten eine wesentliche Hilfe zuteil werden. Gleichzeitig kann es als Einführung für ärztliche und nichtärztliche Mitarbeiter benutzt werden, die erstmalig mit diesen Behandlungsverfahren konfrontiert werden.

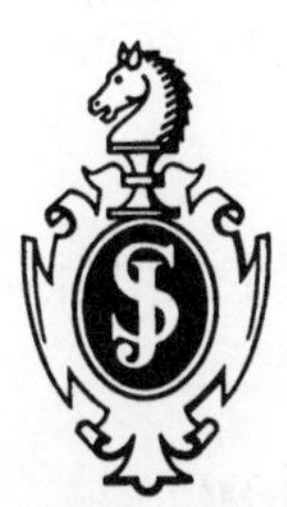

Springer-Verlag
Berlin
Heidelberg
New York

Nierenbiopsie bei Kindern

Herausgeber: H. Olbing
Stellungnahme der Arbeitsgemeinschaft für pädiatrische
Nephrologie
1979. 35 Abbildungen, 37 Tabellen. VII, 108 Seiten
DM 26,80; approx. US $ 15.90
ISBN 3-540-09651-5

P. Meiisel, D. E. Apitzsch

Atlas der Nierenangiographie

Unter Mitarbeit von L. Laasonen, S. Töttermann,
M. Valle
Mit einem Geleitwort von W. Frommhold
1978. 336 Abbildungen. IX, 201 Seiten
Gebunden DM 148,–; approx. US $ 87.40
ISBN 3-540-08486-X

H. U. Zollinger, M. J. Mihatsch

Renal Pathology in Biopsy

Light, Electron and Immunofluorescent Microscopy and
Clinical Aspects
With the collaboration of F. Gudat, U. Riede, G. Thiel,
J. Torhorst
Translated from the German by E. Castagnoli
1978. 949 figures, 82 tables. XIII, 684 pages
Cloth DM 184,80; approx. US $ 109.10
ISBN 3-540-08382-0
Distribution rights for Japan: Igaku Shoin Ltd., Tokyo

Renal and Adrenal Tumors

Pathology, Radiology, Ultrasonography, Immunology
With contributions by numerous experts
Editor: E. Löhr
Translated in Part from the German by H.-U. Eickenberg
1979. 208 figures (14 in color) in 344 separate illustra-
tions, 42 tables. XVIII, 372 pages
Cloth DM 198,–; approx. US $ 116.90
ISBN 3-540-09192-0
Distribution rights for Japan: Maruzen Co. Ltd., Tokyo

S. N. Chatterjee

Manual of Renal Transplantation

With contributions by P. F. Gulyassy, T. A. Depner,
V. V. Shantharam, G. Opelz, I. T. Davie, J. Steinberg,
N. B. Levy
1979. 55 figures, 22 tables. XV, 190 pages
Cloth DM 66,–; approx. US $ 39.00
ISBN 3-540-90337-2

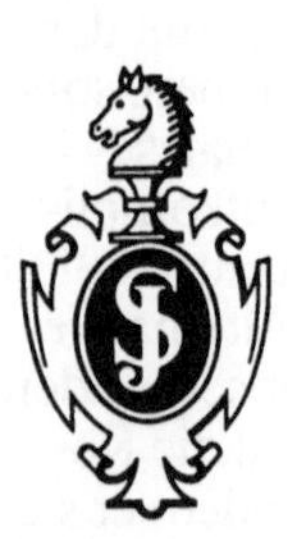

Springer-Verlag
Berlin
Heidelberg
New York